O PODER DO
PÊNDULO

Introdução à radiestesia

SOFIA RITO

O PODER DO PÊNDULO

Introdução à radiestesia

ALFABETO

© Direitos Reservados à Editora Alfabeto. 2023

Direção Editorial: Edmilson Duran
Revisão: Bruna Gomes Ribeiro
Ilustração da capa: Paulo Rodrigues
Diagramação: Décio Lopes

DADOS INTERNACIONAIS DE CATALOGAÇÃO DA PUBLICAÇÃO

Rito, Sofia

O Poder do Pêndulo: Introdução à radiestesia / Sofia Rito –
1ª Edição. Editora Alfabeto, São Paulo/SP, 2023.

ISBN 978-65-87905-57-0

1. Radiestesia 2. Medicina Alternativa 3. Radiônica I. Título

Todos os direitos reservados, proibida a reprodução total ou parcial por qualquer meio, inclusive internet, sem a expressa autorização por escrito da Editora Alfabeto.

EDITORA ALFABETO
Rua Protocolo, 394 | CEP 04254-030 | São Paulo/SP
Tel: (11)2351.4168 | E-mail: editorial@editoraalfabeto.com.br
Loja Virtual: www.editoraalfabeto.com.br

*"Seja uma lâmpada,
um bote salva-vidas ou uma escada.
Ajude alguém a curar sua alma."*

Rumi

Aviso

As informações contidas neste livro não devem ser usadas como substituto para o aconselhamento ou tratamento médico profissional. Sempre que a palavra "cura" for usada neste trabalho, será para nos referirmos à cura holística, na qual apenas o tratamento ocorre no nível energético. Foi de boa-fé que a autora expressou sua opinião neste livro, e qualquer informação aqui contida não foi validada pela medicina convencional.

Índice

Prefácio..11
Introdução..13
Origem...17
Definição...21

Instrumentos de Radiestesia................................23
Varinha, forquilha ou haste 23
Varas metálicas 25
Aurímetro..29
Pêndulo..30

O Pêndulo..33
Antes de começar a praticar..................................34
Escolha o seu pêndulo ideal..................................37
    Pêndulos de cristal................. 37
    Pêndulos metálicos 38
    Pêndulos de madeira................. 39
    Pêndulos de grés 40
Pêndulo egípcio..40
Material...42
Forma 42
    Pêndulo de Thoth 42
    Pêndulo de Bâtisseurs............... 43
    Pêndulo de Ísis..................... 44
    Pêndulo de Mermet................... 45

Preparação e conexão 46
Antes e depois do trabalho de radiestesia 49
Programação 50
Gráficos de radiestesia 54
Programa de Treinamento do Pêndulo 57
    Treinamento de Poder Mental 57
    Treinamento de Adivinhação I 59
    Treinamento de Adivinhação II 59
    Treinamento de Adivinhação III 62
    Treinamento de Adivinhação IV 62
Pergunte ao pêndulo 63
Cores da radiestesia 66
    Movimentos pendulares como emissor 68

Desenvolvimento pessoal com afirmações positivas e com o pêndulo 71
Mudança vibracional para mudança de atitude e comportamento ... 72
Mudança vibracional para o desenvolvimento de habilidades espirituais 76
Mudança vibracional para mudança de comportamento programada 77
Projeção de pensamento 80
Curando relacionamentos 81
Criando prosperidade e abundância 83

Curando com o pêndulo 89
Os chakras 95
Estudo dos sete chakras principais 97
    1. Chakra Raiz, Base ou Muladhara 97
    2. Chakra Sexual, Sacro-umbilical ou Svadisthana 98
    3. Chakra do Plexo Solar, Centro de Poder ou Manipura ... 99
    4. Chakra Cardíaco, Coronário ou Anahata 100
    5. Chakra da Garganta, Laríngeo ou Vishuddha 101

6. Chakra da Terceira Visão, Frontal ou Ajna. 102
  7. Chakra da Coroa Chakra, Coronário ou Sahasrara. 103
 Análise dos chakras com a radiestesia 104
  Exercício de Avaliação e Harmonização de Chakras I. 104
  Exercício de Avaliação e Harmonização de Chakras II. 106
  Exercício de Avaliação e Harmonização de Chakras III. 107

Radiestesia aplicada a animais. 109
 Chakras em animais 110
  1. Chakra Raiz, da Base ou Muladhara 111
  2. Chakra Sexual, Sacro-umbilical ou Svadisthana 111
  3. Chakra do Plexo Solar, Centro do Poder ou Manipura 112
  4. Chakra Cardíaco, Coronário ou Anahata. 112
  5. Chakra da Garganta, Laríngeo ou Vishuddha 112
  6. Chakra da Terceira Visão, Frontal ou Ajna. 113
  7. Chakra da Coroa, Coronário ou Sahasrara 113
 Exercício de avaliação e harmonização de chackras. 114

Pêndulo hebreu. 117
 Características 118
 As Sete Camadas da Aura. 119
 Etiquetas 121
  Exercício para avaliar as camadas áuricas 122
  Exercício de Crescimento Pessoal com o Pêndulo Hebreu 123
  1. Cura dos medos. 123
  2. Cura das preocupações. 124
  3. Cura da tristeza. 124

Mesa Radiônica. 127
 Mesa Radiônica de Equilíbrio Espiritual 129
 Componentes. 130
  Primeiro Raio – Raio Azul – Mestre El Morya. 133
  Segundo Raio – Raio Dourado – Mestre Confúcio. 133
  Terceiro Raio – Raio Rosa – Mestre Rovena 133

Quarto Raio – Raio Branco Cristalino – Mestre Serapis Bey 134
Quinto Raio – Raio Verde – Mestre Hilarion 134
Sexto Raio – Raio Rubi Dourado – Mestra Nada 134
Sétimo Raio – Raio Violeta – Mestre Saint Germain 134
Ativação de ferramentas 135
Como fazer terapia na Mesa Radiônica de Equilíbrio Espiritual? ... 141
Exemplo 1 145
Exemplo 2 147

Considerações finais **149**
Biômetro de Bovis **151**
Proteção na Merkabah de Luz **153**
Bibliografia **155**

Prefácio

Vamos, então, partir para mais uma viagem no mundo de Sofia Rito. Desta vez, o destino é o universo da radiestesia.

Somos energia. Tudo é energia, isso ninguém pode contestar. Por essa razão, a radiestesia é tão simples e ao mesmo tempo tão potente para descodificar e trabalhar essa energia.

Uma arte, um engenho, uma ferramenta que equilibra, potencializa e limpa os campos energéticos. Como? É o que vamos descobrir nesta obra.

Que ferramentas a radiestesia usa? Dos vários tipos de pêndulos, das várias heranças culturais, um mundo infinito pode ser desvendado.

Cada tipo de pêndulo possui um tipo específico de utilização. Da cura energética à adivinhação, há um caminho vasto e intrigante, um grande potencial a ser descoberto.

Descubra o seu pêndulo. Muitas vezes, isso acontecerá em um caso de amor à primeira vista, numa vibração ao primeiro toque.

Equilibre-se, purifique-se e seja coautor da sua história.

O pêndulo gira, as varetas se mexem. Saiba ouvir, sentir e interpretar o que elas dizem.

Viaje pelos mundos de Sofia. Viaje pelo universo da radiestesia.

Heloísa Miranda

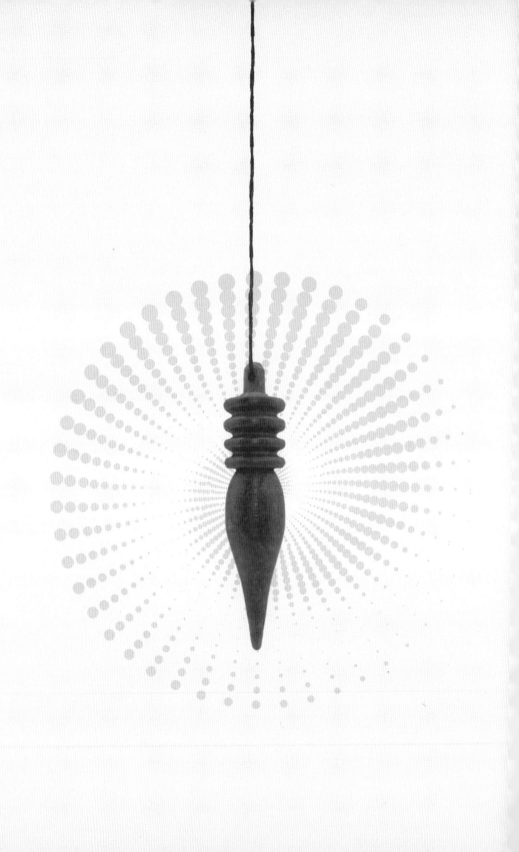

Introdução

A radiestesia é uma arte com um potencial inversamente proporcional ao tamanho de seus instrumentos. É, portanto, ousado entrar na investigação de algo tão simples com a convicção de que pode abranger diversas áreas como adivinhação, conexão com o mundo espiritual e cura holística.

É na simplicidade da radiestesia e de seus instrumentos que percebemos que seu funcionamento é efetivo porque tem o seguinte princípio básico: no universo, tudo é energia e vibra em sua própria frequência. Quanto mais observarmos o mundo ao nosso redor, priorizando a energia que ele emite sobre a matéria, mais próximos estaremos de entendê-lo.

Com base nesses princípios, é fácil entender que a radiestesia funciona porque tem o potencial de trabalhar a energia de forma magistral. Seja por diagnóstico, funcionando como uma antena amplificadora, ou pela transformação de frequências de energia, alinhando-as com os objetivos desejados.

Esta obra é um convite a essa descoberta, que leva a um conhecimento profundo de vários instrumentos de radiestesia, desde os mais populares até aos menos utilizados atualmente. Cada um possui habilidades específicas, e, através de seu estudo, é possível maximizar os resultados desejados.

Ao mesmo tempo, saber como a radiestesia funciona é essencial para conseguir extrair todas as possibilidades de cada ferramenta. Conhecimento, estudo, análise, disciplina e persistência são aliados fundamentais para quem almeja dominar essa arte. Com esse objetivo, são pilares essenciais deste livro: a componente teórica, com vista a dotar você, leitor, de todo o conhecimento para iniciar a prática da radiestesia; e uma componente prática com exercícios de complexidade crescente, na qual terá a oportunidade de desenvolver sua sensibilidade com instrumentos de radiestesia.

No entanto, a radiestesia é muito mais do que perguntas de sim ou não com um instrumento específico. Descobrir como é possível trabalhar a Lei da Atração, e, mais ainda, fazer uma análise prévia dela, abre múltiplas possibilidades. É nesse sentido que a radiestesia se assume como ferramenta de autoconhecimento, desenvolvimento espiritual e transformação energética.

Da mesma forma, a extensão da radiestesia também vai de encontro aos processos de cura. Partindo do mesmo princípio de que tudo é energia, também é possível que a radiestesia gere transformações de frequências energéticas capazes de acelerar os processos de cura. Nesse contexto, abre-se uma nova porta para uma descoberta: pêndulos com potencial curativo. Saber identificá-los é o próximo passo, e a partir daí começa o caminho para a cura através da arte de pendular.

Os processos de cura através do pêndulo podem ser aplicados tanto a pessoas quanto a animais, e neste livro você terá a oportunidade de realizar exercícios que lhe permitirão encontrar desarmonias energéticas nos chakras dos pets, bem como proceder ao seu reequilíbrio.

Ainda no campo do diagnóstico e da cura, o pêndulo hebreu aparece como uma ferramenta de profunda mudança vibracional energética, que, com suas palavras em hebraico, potencializa a ação da radiestesia. Sobre esse tema, é imprescindível desenvolver novos conceitos, algo fundamental para que os exercícios sejam realizados com essa ferramenta.

Em um dos últimos capítulos deste livro, você será convidado a descobrir o potencial de uma mesa radiônica projetada especialmente para você. Também aprenderá a criar um coquetel energético capaz de provocar mudanças profundas por dentro. Sua frequência energética vai subir, para que você esteja alinhado com a realização dos seus sonhos.

A radiestesia está agora ao seu serviço. Aprenda a trabalhar a energia de forma benéfica para você e para o universo. Eleve-se vibratoriamente e realize seus objetivos. Certifique-se de que um pêndulo é muito mais do que uma massa sólida presa por um fio.

Você pode criar "magia" em sua vida. Aproveite e embarque nesta jornada!

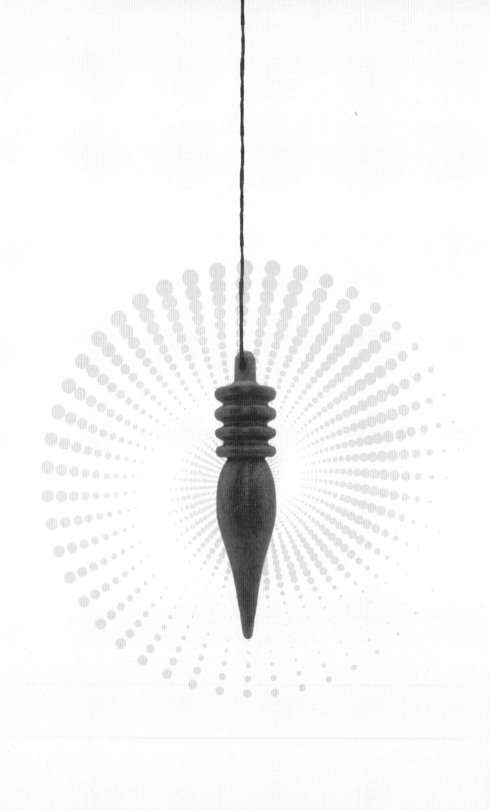

Origem

O termo "radiestesia" é atribuído a um abade francês chamado Alexis Bouly (1865-1958), pároco de uma pequena vila costeira de Hardelot-Plage, no norte da França. Nessa época, estava ocorrendo o fim da Primeira Guerra Mundial, e esse pároco era conhecido por sua habilidade de trabalhar com instrumentos de radiestesia. Por isso, ele foi chamado pelo exército a um acampamento militar em Sissone, para realizar uma pesquisa de radiestesia destinada a localizar projéteis enterrados numa área que ainda não havia sido explorada; sabia-se apenas que os projéteis haviam caído por lá.

O trabalho desse sacerdote foi de tal importância que o Ministério da Guerra criou as condições necessárias para a continuidade da investigação naquela área, e assim foi fundada a Sociedade dos Amigos da Radiestesia de Paris. No entanto, embora esse possa ter sido um marco fundamental para a radiestesia ganhar reconhecimento, ela já tinha sido experimentada por vários povos muito antes disso. Naturalmente, foi através desse conhecimento passado que o abade francês conseguiu desenvolver essa técnica com maestria.

A fundação da Sociedade dos Amigos da Radiestesia em Paris foi fundamental para as várias possibilidades de utilização da radiestesia, bem como para o uso de varas e forquilha. A pesquisa se desenvolveu e abriu as portas para a radiestesia médica, com o estudo das vibrações microbianas causadoras de doenças. Médicos franceses e belgas se juntaram à pesquisa e participaram de experimentos.

O sucesso obtido por Alexis Bouly foi tal que, em 1950, ele foi distinguido com a mais alta condecoração do país, a Cruz da Legião de Honra.

A Bouly seguiu-se Jean-Louis Bourdoux (1876-1963), outro grande pioneiro da radiestesia e também religioso francês. Ele foi missionário em Mato Grosso, onde foi vítima de febres tropicais. Naquela época, Bourdoux aprendeu com os nativos que algumas das plantas tinham propriedades curativas, enquanto outras poderiam ser tóxicas. Como já havia adquirido algum conhecimento sobre a arte do pêndulo com um colega, o abade Alexis Mermet (1866-1937), autor do Pêndulo de Mermet, decidiu colocar esse conhecimento a seu serviço e identificar as plantas mais adequadas para cada patologia.

O objetivo do padre Bourdoux era colocar a radiestesia ao serviço dos pacientes, para que estes não precisassem se deslocar até os serviços médicos, já que o local onde estava não dispunha desses recursos. Só lhe era permitido recorrer à natureza e aos seus produtos naturais.

Embora o termo "radiestesia" seja atribuído a Bouly e, desde então, portas possam ter sido abertas para pesquisa, é importante mencionar que os instrumentos de radiestesia existem desde os tempos antigos. Vários povos, como os caldeus, hebreus, egípcios, gregos, romanos, entre outros, utilizavam esses instrumentos como meio de adivinhação para entrar em contato com os deuses em busca de respostas para o seu dia a dia. O uso da radiestesia para fins divinatórios é chamado de rabdomancia (do grego *rhabdos*, varinha; e *mancia*, adivinhação).

O termo "rabdomancia" é anterior à radiestesia e remonta ao século XV. As primeiras informações sobre sua utilização são da Alemanha e referem-se às práticas mágicas realizadas por alquimistas.

Em 1517, Martinho Lutero (1483-1546), pai do protestantismo, condenou solenemente o uso dessas práticas, considerando-as diabólicas. Assim, ele declarou em seus sermões que penas deveriam ser aplicadas àqueles que as executassem. Lutero foi seguido por outros religiosos, como, por exemplo, Gasper Schott, um jesuíta conservador que em 1662 insinuou que a varinha era movida por influência do diabo. Bonewitz e Verner-Bonds (2016) relatam que, apesar disso e curiosamente, a radiestesia se desenvolveu na França, pois contribuiu para a identificação de criminosos e hereges.

Em 1701, a Inquisição emitiu um decreto-lei proibindo a radiestesia em processos relacionados à justiça, criando, assim, um hiato no tempo que interrompeu o andamento dessa pesquisa e prática. Posteriormente, a radiestesia voltou a ganhar espaço e importância devido ao seu potencial para a pesquisa de recursos naturais, ou seja, na investigação de cursos d'água subterrâneos para auxiliar a agricultura, bem como para a busca de minérios.

No século XIX, a contribuição de Bouly foi fundamental para o resgate de conhecimentos anteriores, que pareciam perdidos no tempo, e para dar grandes passos rumo à radiestesia que conhecemos hoje, tendo sido, desde então, um caminho de progresso que nunca mais se interrompeu.

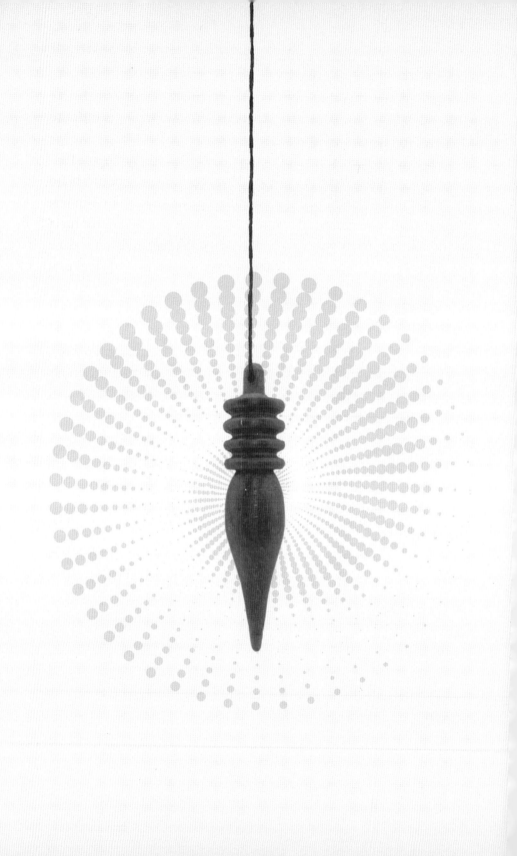

Definição

A radiestesia é um fenômeno que se manifesta pela detecção de radiação ou qualquer tipo de influência que surja inconscientemente emitindo emanações na forma de energia e que pode ser detectado por meio de um objeto de radiestesia como uma varinha, um pêndulo, um aurímetro, varinhas de radiestesia ou qualquer outro instrumento da mesma natureza.

Segundo Tessier (2012), o mundo ao nosso redor é energético, fazendo com que qualquer corpo emita ondas de energia que criam "campos de força" ou "campos de influência" que se assemelham à imagem de círculos ou ondas que se formam na superfície da água quando atiramos uma pedra. Essas ondas de energia não são visíveis a olho nu, mas são detectadas por instrumentos de radiestesia.

Nessa perspectiva, a radiestesia pressupõe que o pêndulo ou outro objeto de natureza semelhante seja sensível a esses campos de energia e que é a partir deles que análises são realizadas e respostas são obtidas.

Essa visão da radiestesia, também defendida por mim, justifica o movimento do pêndulo, por exemplo, na avaliação dos chakras e da saúde, assim como quando descreve um movimento sobre cristais, plantas ou outros objetos.

Webster (2006) apresenta outra perspectiva válida defendida a partir das experiências de Michel-Eugéne Chevreul[1]. Ele entende que

---

1. Chevreul passou cerca de 20 anos estudando os movimentos do pêndulo. Ele descobriu que, quando apoiava o braço ou o ombro em um bloco de madeira, os movimentos se tornavam menos aparentes, pois a madeira, pela natureza de seu material, neutralizava a condução de energia que fazia com que o pêndulo se movesse. Quanto mais próximo o bloco de madeira estava da mão e dos dedos, menos óbvios se tornavam os movimentos do pêndulo.

o pêndulo ou qualquer outro instrumento de radiestesia é movido por movimentos inconscientes e involuntários da mão que o segura. É a mente subconsciente do operador que faz com que os músculos tenham uma manifestação inconsciente. Assim, o instrumento de radiestesia vem amplificar as minúsculas reações neuromusculares do corpo humano ao estímulo, tornando o sinal mais evidente, pronunciado e fisicamente observável.

Essa teoria poderia sustentar a ideia de que há uma influência direta entre a mente do operador e as respostas obtidas, tornando-as fortemente influenciadas por seus desejos e suas crenças. No entanto, na realidade, o que essa teoria prova é que o pêndulo nos dá acesso à mente subconsciente, que tem acesso à mente universal, que, por sua vez, é aquela que tem todas as respostas. Assim, o pêndulo é um amplificador de respostas que não seriam perceptíveis pela nossa mente consciente, levando-as do subconsciente para o operador.

Essa possibilidade de entrar no conhecimento da mente universal também ocorre quando o leitor adormece com um problema e quando acorda com a resposta. O que aconteceu foi que, durante o sono, seu periespírito se desprendeu o suficiente do seu corpo físico para acessar a mente universal, obtendo a resposta de que precisava.

Acredito que ambas as teorias se complementam e são válidas para entender os princípios da radiestesia e explicar o movimento de um pêndulo.

De fato, por um lado, ao avaliar e analisar um objeto, corpo físico ou qualquer outra matéria, o que o pêndulo está captando são as ondas de energia emitidas por esses corpos. Por outro lado, quando a um pêndulo são feitas perguntas práticas sobre situações cotidianas, ao procurar um objeto perdido, ou em outras situações semelhantes, as respostas realmente se originam do conhecimento da mente universal.

Instrumentos de Radiestesia

Existem vários instrumentos de radiestesia, e eles devem ser escolhidos levando em consideração a finalidade a que se destinam e as preferências do usuário. Seja qual for a escolha, ele deve ser um instrumento sensível o suficiente aos reflexos internos e inconscientes, bem como aos campos de força de energia que cercam o usuário.

Essas ferramentas devem ser entendidas como uma extensão do corpo do usuário, como um músico com seu instrumento. Quando o operador sentir o instrumento dessa forma, ambos funcionarão como um só, e o operador estará pronto para dominar totalmente a arte da radiestesia.

Deve-se notar também que o instrumento nada mais é do que um objeto com características físicas que lhe permitem cumprir sua função de antena amplificadora e transformador de radiestesia. Por si só, ele não tem nenhum poder especial. O segredo do sucesso nessa arte está em quem a maneja.

VARINHA, FORQUILHA OU HASTE

A varinha, forquilha ou haste é um dos instrumentos de radiestesia mais antigos. É utilizada principalmente para a investigação dos recursos naturais da terra, como na busca por cursos d'água e depósitos minerais. Há também a busca por objetos perdidos, embora isso seja algo que é mais facilmente associado ao uso de um pêndulo ou das varas metálicas.

Facilmente e com poucos recursos, um agricultor pode montar uma varinha para pesquisar um curso d'água. Para isso, ele só precisa de um pequeno galho de oliveira, salgueiro ou qualquer árvore que tenha flexibilidade, força e que seja formada por dois paus em forma de "Y". A madeira

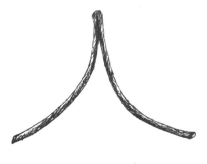

Figura 1 – Varinha

tem que ser maleável o suficiente para não quebrar quando manuseada, por isso deve ser escolhida na cor verde. Ainda assim, infelizmente, essa opção tende a quebrar facilmente após alguns usos e precisa ser substituída de tempos em tempos.

Atualmente, existem outras opções no mercado, como esse mesmo instrumento em plástico, *nylon* ou fibra de carbono. São dois fios metálicos de cerca de 35 a 45 cm que são unidos em sua extremidade por um fio enrolado a 3 ou 4 cm da extremidade.

Esse instrumento de radiestesia requer perícia e tranquilidade, pois é bastante suscetível às reações de seu praticante quando este o segura com as duas mãos. Para usá-lo, o praticante deve segurá-lo na altura da região do estômago e com uma mão segurando cada haste, com os dedos firmes e as palmas das mãos voltadas para cima. Deve ser esticado como se fosse uma mola e mantido com um equilíbrio instável, formando um ângulo de cerca de 45º com as varas, sendo que os cotovelos devem estar levemente separados do tronco. Nessa posição, o praticante deve estar atento à reação da ponta da vara. As mudanças esperadas se manifestam pelo movimento da ponta da haste em direção ao solo ou para cima. Se o instrumento não tiver reação, você deve rever o posicionamento.

Se o instrumento estiver pronto para uso, o praticante deve buscar um estado de relaxamento e reatividade. A atenção e o pensamento devem estar focados no que se está procurando, ou seja, na pergunta que se deseja responder. Vamos imaginar que o praticante queira saber onde está localizado um curso de água em uma propriedade rural. Essa é uma pergunta de boa prática, pois dificilmente ele saberá onde está, e sua mente não será levada a influenciar na resposta. O praticante deve tentar se distanciar do movimento que deseja ver no instrumento, pois deve investigar o curso se movimentando pela propriedade. Quando o instrumento se mover para baixo, para o chão ou para cima, o praticante pode estar sendo informado da localização do curso de água.

VARAS METÁLICAS

As varas metálicas ou hastes em "L" são um dos instrumentos de radiestesia mais utilizados devido à sua eficácia na obtenção de respostas (*sim* ou *não*) e ao seu diversificado campo de ação.

Por causa de sua alta sensibilidade, são perfeitos para avaliar mudanças no campo eletromagnético, indicando a existência de falhas telúricas, defeitos em tubulações de água, gás ou eletricidade. Elas também são úteis para investigar linhas de água ou petróleo. Da mesma forma, podem ainda indagar sobre a existência de energia negativa em um espaço ou corpo.

Em um nível mais pessoal, as hastes metálicas podem ser usadas na busca de objetos perdidos, indicando sua direção através do movimento em plena sintonia de suas hastes. Mesmo nesse contexto, as hastes metálicas também podem ser programadas para respostas *sim* ou *não*, assim como seu "parente próximo", o pêndulo.

Esse instrumento consiste em duas varas metálicas dobradas na forma de "L". O menor comprimento do "L" é o lugar que cada mão irá segurar. Normalmente, as varas possuem um suporte de madeira onde é inserida a menor parte do "L", a fim de facilitar a livre circulação, embora também seja perfeitamente possível usá-las sem esse apoio. Isso, porém, exige mais habilidade por parte do praticante, pois ele deve pegá-las para que possam se mover livremente sem cair e mantê-las paralelas ao solo.

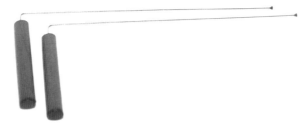

Figura 2 – Varas metálicas

Antes de começar a usar as hastes metálicas, o praticante deve se certificar de não ter objetos metálicos em seu corpo como anéis, brincos, pulseiras ou colares, pois, se os mantiver, os resultados obtidos podem ser enviesados, já que ele está manuseando um metal que pode ser influenciado por outros metais. Também é aconselhável usar sapatos rasos ou andar descalço para não influenciar o ponto de gravidade.

O praticante pode estar sentado ou em pé. Seja qual for a opção, ambos os pés devem estar perfeitamente apoiados no chão, sem pernas cruzadas ou qualquer posição que cause tensão. A escolha de ficar em pé ou sentado será baseada na investigação de radiestesia que você pretende conduzir. Se forem respostas *sim* ou *não*, será melhor sentar-se, para criar mais estabilidade e porque, ao mesmo tempo, a resposta não está diretamente relacionada com a leitura energética do espaço. Se o objetivo for identificar algo concreto no espaço em que você está, ou quando está procurando um objeto, o ideal é ficar de pé, até porque você terá que se movimentar.

Uma vez assegurado esse procedimento, o praticante deve segurar confortavelmente cada uma das varas pelo suporte de madeira, fechando as mãos em torno deles. A distância entre as duas hastes deve estar entre 25 e 30 cm (aproximadamente a largura do tronco) e elas devem estar perfeitamente paralelas ao chão. Os braços devem estar próximos ao corpo para estabilizar ao máximo o movimento das hastes.

Na primeira vez que usar suas hastes de metal, você deve deixar espaço para a possibilidade de tentativa e erro. Suas hastes podem balançar para frente e para trás incontrolavelmente, ou podem parar.

Isso pode acontecer nas primeiras vezes e é muito importante que você seja persistente e consistente em seu objetivo. Isso significa que desistir não é o caminho. Você deve dar a si mesmo tempo e verá que será capaz de usar as hastes de metal rigorosamente, encontrando respostas precisas.

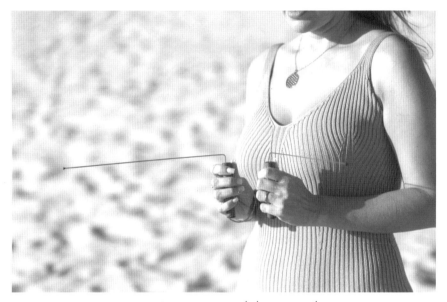

Figura 3 – Posicionamento de hastes metálicas.

Inicialmente, recomendo que você comece fazendo os exercícios de perguntas *sim* ou *não* com as hastes de metal e sentado. Você deve procurar um lugar onde possa ficar calmo, sem ser interrompido. Sente-se confortavelmente e segure suas hastes de metal, com a posição descrita. Relaxe a parte superior do corpo, mantendo as costas retas.

Comece perguntando mentalmente às suas hastes de metal o que *sim* significa para elas. Aguarde o movimento. Em seguida, pergunte qual é o *não* para elas e aguarde a mudança mais uma vez. Observe que para uma das respostas, as hastes se abrirão, e para outra resposta, se cruzarão. Repita essas perguntas diversas vezes e ao longo de vários dias, para que você tenha certeza de que está completamente em sintonia com suas hastes de metal.

Para treinar a sintonia com suas hastes de metal, você pode fazer perguntas para as quais não sabe a resposta, mas que pode verificar. Por exemplo, você pode perguntar a elas em que dia da semana uma pessoa que nasceu em 4 de julho de 1976 nasceu. Depois, pergunte se foi uma segunda-feira e aguarde uma resposta *sim* ou *não*; depois, pergunte se foi em uma terça-feira, e assim por diante até ter certeza do dia da semana em que a pessoa nasceu. Dessa forma, você ganhará mais confiança nas respostas obtidas para outros assuntos que você não tem como saber a resposta imediatamente.

Quanto mais familiarizado estiver com o movimento das hastes metálicas, mais preparado você estará para passar para o próximo passo: pesquisar em um determinado espaço. Esses procedimentos, seja a busca de um objeto ou a análise energética de um espaço, exigem maior especialização, pois soma-se a isso o movimento de caminhar no chão.

Para buscar um objeto perdido, fique de pé, fixe suas hastes metálicas em posição de pesquisa, como descrito anteriormente, e sintonize-se mentalmente com o objeto, imaginando-o em sua mente com o maior detalhamento possível. É importante ficar relaxado, com os ombros relaxados e esperar o movimento das hastes. Nesse exercício, espera-se que as hastes mudem na mesma direção. Quando o objeto é encontrado ou está muito próximo, as hastes se cruzam.

Da mesma forma, você pode procurar dissonâncias no campo de energia de um espaço através de hastes metálicas. Para isso, mova-se harmoniosa e delicadamente pelo espaço mantendo a posição inicial. Quando as hastes se cruzarem, é porque estamos na presença de um ponto onde ocorrem mudanças no campo eletromagnético. Se desejar, você pode voltar e ver como as hastes se afastam uma da outra novamente, confirmando, assim, a existência de desarmonia naquele lugar.

Você também pode usar suas hastes para perguntar qual é o raio do campo de energia de alguém. Caminhe lentamente em direção a essa pessoa, com as hastes colocadas em posição neutra, ou seja, ambas voltadas para frente, paralelas. Quando tocarem o campo de energia dela, as hastes se abrirão ou se cruzarão. Seja qual for o movimento, significa que o campo de energia dessa pessoa começa ali.

Assim como pode fazer essa avaliação para uma pessoa, você também pode fazer para equipamentos elétricos. Tente ver o campo de energia de um micro-ondas ligado e desligado. Procure também ver o campo de energia do seu celular e de outros equipamentos. Através dessas informações, você pode tomar consciência de como pode proteger melhor sua saúde e a da sua família.

Atualmente, existem objetos no mercado que reduzem o impacto da radiação de equipamentos elétricos no corpo humano. O leitor pode realizar o exercício de medir o campo de energia com e sem esse objeto.

AURÍMETRO

O aurímetro é um instrumento de radiestesia que tem como principal finalidade medir os campos áuricos[2] que circundam os corpos. Trata-se de um instrumento metálico com uma forma definida; alguns modelos são inteiramente de metal, e outros possuem cabo de madeira e forma metálica.

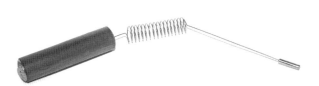

Figura 4 – Aurímetro.

Este instrumento foi criado por Verne Cameron em 1952, após 22 anos de pesquisa e a construção de vários protótipos para criar uma bússola de água. No entanto, o objetivo de Cameron foi superado, pois, por sugestão de um amigo que trabalhou com ele, Bill Cox, foi descoberto que esse instrumento tinha o potencial de medir e encontrar

---

2. A aura é o campo de energia que envolve o corpo físico em todas as suas dimensões.

mudanças no campo eletromagnético, constituindo-se num passo importante para descobrir ainda mais sobre o mundo do invisível.

Após o falecimento de Verne Cameron, Bill Cox continuou seu trabalho com o aurímetro, prosseguindo em suas investigações e descobrindo ainda mais aplicações para ele – por exemplo, em pesquisas arqueológicas. A forma como Bill Cox espalhou o aurímetro pelo mundo e a grande sensibilidade desse objeto levaram-no a ser considerado o "Rolls Royce" da radiestesia.

Para usar o aurímetro para avaliar o campo de energia de alguém, a pessoa deve estar sentada ou deitada. O praticante deve segurar no cabo do aurímetro com a mão direcionada e passar sua extremidade pelo campo de energia da pessoa, começando pela cabeça e seguindo em direção aos pés. Todo esse procedimento deve ser realizado de forma lenta, para que seja dado o tempo necessário para a manifestação dos movimentos.

Ao manter o foco no movimento da ponta do aurímetro, o praticante notará que ela descreverá a forma do campo de energia da pessoa. Ao mesmo tempo, sempre que houver desarmonia, a ponta do aurímetro se moverá de forma diferente. Ela pode iniciar um movimento circular ou descontrolado. Para ter certeza desse ponto de desarmonia, é recomendável repetir o processo pelo menos mais duas vezes.

PÊNDULO

O pêndulo é, sem dúvida, o instrumento de radiestesia mais conhecido do mundo. É um objeto simples, fácil de usar e aprender, preciso e altamente sensível.

Inicialmente, o pêndulo era usado para adivinhação, para responder perguntas *sim* ou *não*, satisfazendo a curiosidade dos praticantes dessa arte. Mais tarde, percebeu-se que o pêndulo permitia detectar dissonâncias em campos eletromagnéticos; diagnosticar pontos de desequilíbrio no corpo humano, onde as doenças podem ser localizadas; encontrar objetos perdidos; investigar linhas de água e depósitos minerais; curar por intermédio da transmutação da energia que é gerada pelo movimento, pela força mental e pela intenção do operador e também através da introdução de palavras e símbolos.

O pêndulo consiste em uma pequena peça com um centro de gravidade apontando para baixo, presa a um fio que pode ser de algodão, sintético, metal ou até mesmo couro. Pode ser tão simples como um anel ou um clipe preso por um fio, ou um pêndulo especialmente projetado para o efeito. No próximo capítulo, você terá a oportunidade de se aprofundar neste tema.

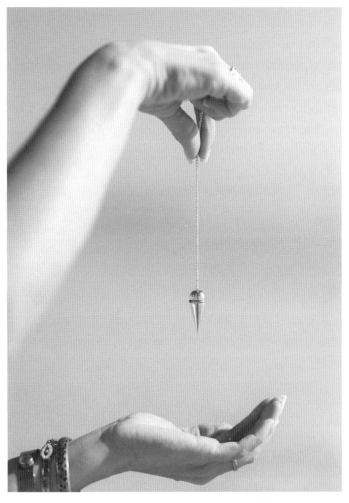

Figura 5 – Posição para segurar o pêndulo.

Para a prática, segure o fio do pêndulo com a mão que conduz (direita para destros e esquerda para canhotos). O tamanho do fio deve ser o mais confortável para você manusear; no entanto, se precisar de uma referência, deve ser do tamanho do seu antebraço. O restante do fio deve ser colocado dentro da mão, para que o pêndulo fique em contato com esse chakra e não permita que ele se solte e se enrole em torno do fio, que deve estar reto.

Segure o fio com o polegar e o indicador, como se seus dedos fossem pinças (ver Figura 5), para que o pêndulo se mova livremente, ou seja, sem tender para uma direção específica devido à posição em que se encontra.

Com o pêndulo devidamente programado, como será explicado no próximo capítulo, o praticante pode começar a utilizá-lo, seja interpretando seu movimento ou através de gráficos e tabelas de pesquisa. Ele também pode ser utilizado para processos de cura e desenvolvimento espiritual.

O Pêndulo

O pêndulo é um instrumento de radiestesia com potencial muito amplo, apesar de sua simplicidade. Esse objeto permite vários diagnósticos nos quais a imaginação provavelmente é o limite. Muito se pode fazer com o pêndulo, como: perguntas para o dia a dia, com respostas *sim* ou *não*; diagnósticos de pontos de desequilíbrio nos espaços; análise dos chakras; perguntar sobre desarmonias que possam existir em relação ao estado de saúde de alguém; encontrar objetos perdidos; pesquisa de água e minerais em solos, entre outras coisas.

Além das diversas aplicações do pêndulo como instrumento diagnóstico da radiestesia, existe o atributo da cura, que tem sido defendido por diversos autores. Nesse sentido, destaco as contribuições de Jean de La Foye, Bardet e Pierre Heli, que aprofundaram o estudo do pêndulo hebreu como instrumento de cura, e as contribuições de Belizal e Morel. Posteriormente, Erich Hunter também realizou uma profunda pesquisa sobre pêndulos, analisando-os do ponto de vista do potencial de cura.

Hunter (2015) começou a desenvolver um trabalho de pesquisa que o levou a encontrar possibilidades de cura através do pêndulo, abrindo portas para um novo campo desse objeto que era considerado apenas para diagnóstico. Ele percebeu que o movimento do pêndulo emite ondas eletromagnéticas[3] circulares que se propagam e que realizam

---

3. Essas ondas circulares eletromagnéticas são chamadas de ondas de forma. Belizal e Morel (1965) as designam como vibrações que criam formas que nascem da corrente magnética existente em todos os corpos. Ondas de formas geométricas e simétricas são favoráveis ao equilíbrio dos seres vivos.

transformações de energia. Ainda mais ondas são emitidas se somarmos a força mental e a intenção do praticante com palavras que também são uma forma de energia, e até com símbolos de geometria sagrada. Esse "coquetel energético" tem dado resultados positivos, ganhando cada vez mais adeptos na Europa, nos Estados Unidos e no Brasil.

O pêndulo consiste em dois componentes fundamentais:

1. *Uma peça que representará o ponto gravitacional.* Esse objeto deve ser simétrico, para criar equilíbrio quando suspenso pelo fio. Pode ser sólido ou oco. Nesta última hipótese, nos referimos a pêndulos com testemunho, o que significa que dentro dele podemos colocar algo que identifique a situação que está sendo investigada, como um pedaço de papel com o nome de alguém. Óleos essenciais, água benta ou qualquer outro líquido desejado pelo praticante também podem ser introduzidos no testemunho, levando em consideração a finalidade pretendida.

    O objeto escolhido para o pêndulo pode ser algo tão simples quanto um anel ou um clipe de papel; pode ser uma peça construída pela pessoa que deseja usá-la ou também pode ser feita de diferentes materiais, como madeira, metal ou cristal.

    Para que o leitor possa tomar uma decisão consciente, as principais diferenças nos tipos de pêndulos serão descritas mais adiante neste livro.

2. *Um fio que pode ser de algodão, sintético ou metálico.* Quanto à cor, se for de algodão ou sintético, é aconselhável escolher o preto, pois isso o torna mais neutro em termos de absorção de energia.

ANTES DE COMEÇAR A PRATICAR

A prática do pêndulo, como qualquer outro aprendizado, deve ser desenvolvida de acordo com diretrizes que levarão a um maior sucesso. Com base na minha experiência pessoal e na experiência de pessoas que orientei nesses aprendizados, percebi o que deveria ser feito para facilitar o desenvolvimento do trabalho de radiestesia. Muitas dúvidas existem, sobretudo naquilo que não é uma ciência exata: o desconhecido e o invisível.

Considero que é sempre importante validar o mundo espiritual, mas sem sair totalmente do lado racional que nos pertence. É somente através dele que podemos validar o mundo espiritual, já que nossa capacidade de análise ainda está presente.

O pêndulo é um instrumento simples de radiestesia, e seu uso não requer um longo tempo de aprendizado, embora ele deva existir. Isso significa que, embora seu funcionamento seja simples, é preciso dedicar tempo se conectando com o pêndulo; não com o objeto em si, mas com sua conexão com a radiestesia em geral. É essencial que você se sinta confiante nas respostas que o pêndulo lhe dará, mas para isso é importante cultivar sua conexão com ele. Assim como quando estabelecemos uma conexão de amizade com alguém, é preciso de tempo para entender se podemos ou não confiar no pêndulo.

Para estabelecer uma relação de confiança com ele, você terá que obter as respostas certas para perguntas que não conhece, sob pena de considerar que você está influenciando o pêndulo, e pode até ser que você esteja fazendo isso. Para superar esse obstáculo, neste livro, proponho exercícios para a prática. Nesse processo, é essencial baixar um pouco as defesas do seu "eu" e permitir-se experimentar, sem expectativas, permitindo-se errar da mesma forma que se permite acertar. O importante é não desistir e dedicar tempo a esse processo de aprendizagem.

Ao usar o pêndulo, o leitor não só será capaz de ler campos eletromagnéticos, mas também irá fortalecer a conexão com seus guias espirituais. Portanto, o pêndulo é um objeto mágico e especial que merece todo o respeito. Se você o respeitar, estará validando a presença de seus guias espirituais e a orientação que recebe por meio do pêndulo. Aproveite essa oportunidade para torná-lo um de seus melhores amigos!

O estado emocional e físico do praticante deve ser o melhor possível, para que ele possa obter as respostas mais fiéis à realidade. Você é um ser vibratório e, para se conectar com guias espirituais de luz, deve-se sentir bem, em paz e harmonia. Se o seu estado for de ansiedade, nervosismo, medo, angústia ou doença, a conexão a ser estabelecida pode não ser confiável.

Se, por acaso, você sentir que não reúne todas as condições, deve dar-se algum tempo, recuperar-se primeiro e, quando se sentir bem, pode voltar a exercitar-se com o seu pêndulo.

O local para praticar radiestesia deve ser um espaço onde haja tranquilidade, sem perturbações. No início, prefira sempre trabalhar sozinho, especialmente longe de pessoas mais céticas que possam distraí-lo do seu propósito. Você também deve escolher um espaço e tempo onde possa ter o silêncio e o tempo que julgar necessário.

Se estiver trabalhando para alguém ou com alguém, não se esqueça de pedir silêncio. Quando se está com alguém em constante comunicação, seja consigo mesmo ou com outras pessoas, os resultados certamente podem ser distorcidos.

Se o seu trabalho de radiestesia for ao ar livre, escolha um dia com o mínimo de vento possível e sem chuva, pois o pêndulo sempre será influenciado pelas condições atmosféricas.

Quando estiver no local escolhido, lembre-se de que você deve ter uma cadeira que lhe permita manter as costas eretas e os pés apoiados no chão. Na sua frente deve haver uma mesa na qual você irá realizar o trabalho de radiestesia. Afaste todos os equipamentos eletrônicos para que não interfiram no seu trabalho de energia.

A hora do dia não é importante, desde que você esteja seguro e confortável; isso significa que você pode fazê-lo a qualquer hora do dia ou da noite. Algumas pessoas trabalham melhor de manhã; outras, à tarde; e outras, à noite. Descubra qual é o seu melhor momento.

É a sua vibração que define o melhor horário. Se você sente medo porque é noite, então não deve fazê-lo, porque vibratoriamente você está emitindo uma vibração negativa. É você que estabelece as regras com base em sua vibração. Cuide dela!

ESCOLHA O SEU PÊNDULO IDEAL

Escolher o pêndulo é algo que sempre levanta dúvidas para quem quer começar nessa arte. Desde o material de que são feitos até a forma, há dúvidas sobre qual é a escolha certa.

Na hora de seleção, os seguintes componentes devem ser pesados: a intuição, o objetivo principal do uso do pêndulo (adivinhação ou cura) e a escolha de materiais naturais, já que cada pessoa pode ter mais de um.

Se você, leitor, tiver mais de um pêndulo, pode ter certeza de que eles não serão rivais e não ficarão "bravos" com você. O pêndulo é um objeto que dará suporte à comunicação com o mundo espiritual, o que significa que ele não representa o mundo espiritual. Nada de negativo pode sair do seu pêndulo, não tenha medo disso.

De fato, um pêndulo pode ser algo tão simples quanto um anel, um clipe de papel ou qualquer outro objeto gravitacional segurado por um fio; no entanto, sempre considero essa opção como de emergência.

O movimento do pêndulo também emite vibração; portanto, quanto melhor e mais direcionado para o objetivo específico a que nos propomos ele for, melhor. A seguir, serão descritos, no que diz respeito ao material, os tipos de pêndulos mais comuns que podemos encontrar no mercado.

Pêndulos de cristal

Os pêndulos de cristal são provavelmente os mais bonitos, especialmente quando feitos de pedras com as quais temos mais empatia. No entanto, são os tipos mais difíceis de limpar, já que o cristal tem memória e acumula as pesquisas e tratamentos que realiza ao longo do tempo. Através de seu movimento, ele emite cada vez menos energia do cristal e cada vez mais a memória acumulada. Ao mesmo tempo, devido ao procedimento de limpeza do pêndulo ao bater em uma mesa, o cristal terá uma forte tendência a se quebrar.

Segundo Hunter (2015), os pêndulos de cristal não devem ser utilizados na cura, pois podem transmitir danos à saúde, pelo fato de que podem emanar frequências que se originam na memória. Segundo esse autor, o único uso possível para esse tipo é a adivinhação através de gráficos radiestésicos e de respostas *sim* ou *não*.

Essa opinião não é compartilhada por outros autores, dos quais destaco Giessing (2008), que considera que as propriedades de cada cristal podem ser poderosas na cura. Para isso, cada praticante deve ter vários cristais levando em consideração as propriedades necessárias para cada caso durante os tratamentos.

Acredito que a memória do cristal é algo que não pode ser negligenciado, pois, ao mesmo tempo, existem outras estratégias para transmitir a energia curativa através do pêndulo, seja através do formato, óleos essenciais que podem ser colocados como testemunho, ou mesmo através de etiquetas com o pêndulo hebreu.

Se, mesmo assim, o leitor não se imagina trabalhando em radiestesia sem um pêndulo de cristal, aconselho-o a escolher um de quartzo hialino, já que é o mais sensível à energia e que, ao mesmo tempo, possui mecanismos de autolimpeza.

Pêndulos metálicos

Os pêndulos metálicos são os melhores condutores de energia e, portanto, possuem uma enorme sensibilidade energética. Em geral, esses pêndulos são mais pesados e precisos que outros. Por isso, são considerados uma ótima opção quando o objetivo é adivinhar com respostas sim ou não e através do uso de tabelas e gráficos.

Esses pêndulos são os *ex-libris* na adivinhação, também assumindo aplicações positivas no campo dos trabalhos de cura, especialmente quando têm formato egípcio[4] ou quando são usados com um testemunho. No trabalho de pesquisa, esses pêndulos são muito sensíveis à captação de energia, o que faz com que as respostas sejam rápidas e precisas.

---
4. Recomenda-se a leitura do capítulo sobre pêndulos egípcios, na página 40.

Os pêndulos com testemunho possuem um invólucro dentro do qual o testemunho pode ser colocado. Esse testemunho pode ser algo que identifique a pessoa para quem estamos fazendo perguntas ou realizando um tratamento, como um pequeno pedaço de papel com o nome completo e a data de nascimento escritos a lápis. Também pode ser algo que se enquadre no escopo do tratamento a ser realizado, como um óleo essencial, um floral, uma palavra em hebraico, um símbolo de geometria sagrada ou outro testemunho que o praticante considere relevante para o trabalho de radiestesia que irá realizar.

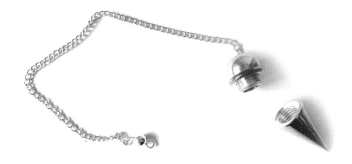

Figura 6 – Pêndulo com testemunho.

A limpeza de pêndulos metálicos é rápida e eficaz porque o metal absorve e reflete energia. Ao bater o pêndulo em uma mesa, ele libera as possíveis energias sutis que estão agregadas a ele.

Pêndulos de madeira

Os pêndulos de madeira são os mais neutros e, também por suas propriedades naturais, podem ser usados sem limitações. Eles são adequados para processos de adivinhação, cura e pesquisa em geral. Devido às características do próprio material, podem ser encontrados em vários formatos e, ao mesmo tempo, sua resistência é muito alta.

Por causa de sua neutralidade, esses pêndulos são perfeitos para a limpeza espiritual, uma vez que conseguem cumprir sua missão sem absorver energias densas que inviabilizam o trabalho posterior.

Ao trabalhar com esses pêndulos, nota-se um grande equilíbrio nas reações aos comandos mentais e emissão vibracional. No entanto, não podemos deixar de lado a forma e o peso do pêndulo como dois fatores decisivos a ter em conta, para ter certeza de que temos um pêndulo de qualidade.

Pêndulos de grés

Hoje em dia, os pêndulos de grés são menos comuns, mas é importante mencionar que os primeiros pêndulos egípcios foram construídos em grés. Esses pêndulos são mais frágeis, pois podem se quebrar facilmente. No entanto, assim como os de madeira, eles são recomendados para adivinhação, cura e pesquisa em geral.

Em comparação com pêndulos de outros materiais, os pêndulos de grés podem adquirir propriedades energéticas mais interessantes, uma vez que podem ser moldados com as mãos, sendo impregnados de energia, se for escolhida uma construção mais artesanal.

Em termos comportamentais, esses pêndulos são mais lentos para reagir aos comandos mentais, mas são poderosos na emissão vibratória em um trabalho de cura.

PÊNDULO EGÍPCIO

Dentro da generalidade dos pêndulos que estão no mercado, há alguns especiais, como os egípcios. O formato dos pêndulos egípcios difere dos demais não só por uma questão de gosto pelo formato, mas também por causa de seu poder vibratório.

Quando comecei na arte da radiestesia, minha primeira escolha foi um pêndulo de ametista de formato cônico. Embora eu possa ter pesquisado os vários tipos de pêndulo e suas propriedades, fui especialmente atraída por esse pêndulo simples e bonito.

Naquela época, eu acreditava que o momento de escolher o pêndulo teria que ser mágico, que eu iria sentir que um certo pêndulo era o certo para mim. Foi o que aconteceu no momento em que escolhi o pêndulo cônico para trabalhar. Minha pedra favorita era a ametista, e a forma não era importante naquela época.

Quando eu usava aquele pêndulo, tinha sempre o cuidado de limpá-lo com incenso de limpeza ou de usar um *layout* de selenite com uma ponta de cristal de quartzo. No entanto, à medida que eu trabalhava com ele, a ametista escureceu, tornou-se menos translúcida e mais densa. Comecei a suspeitar de que talvez minhas práticas de cura estivessem alterando a natureza do cristal, comprometendo o uso do pêndulo, e voltei a pesquisar sobre o assunto.

De fato, para o trabalho com radiestesia e radiônica, o uso de um pêndulo de madeira foi recomendado, por sua neutralidade. Então, procurei um pêndulo de madeira com o mesmo formato cônico do pêndulo de ametista. Quando comecei a trabalhar com meu novo pêndulo, senti que a energia não fluía da mesma maneira e voltei a usar meu antigo pêndulo de ametista.

Alguns dias depois, meu pêndulo de ametista misteriosamente quebrou sua ponta durante o trabalho de cura, o que para mim era um sinal da necessidade de mudança. Como eu não sentia conexão suficiente com o pêndulo cônico de madeira, decidi dar uma chance para o pêndulo de madeira em formato egípcio. Seria diferente?

A resposta foi *sim*; senti imediatamente diferenças claras. Senti a energia fluindo no pêndulo, senti maior precisão nas respostas e maior velocidade e eficiência nos processos de cura. Foi então que comecei um novo e profundo trabalho de pesquisa sobre pêndulos egípcios em busca do que são, de onde vêm e em que formatos e materiais são feitos, bem como as diferenças entre eles.

Os estudos de Caradeau (1995) corroboram minha opinião, na medida em que definem esses pêndulos como mais rápidos em ordens mentais e mais poderosos em emissão vibracional. Acrescenta também a isso a baixa sensibilidade à impregnação energética, o que representa uma vantagem, pois ela funciona como uma ferramenta orientada a resultados e pouco sensível a energias dissonantes.

MATERIAL

Para que os pêndulos egípcios sejam eficazes e que todas as propriedades de sua forma sejam aproveitadas, eles devem ser sempre feitos de materiais naturais. Segundo Caradeau (1995), nenhum pêndulo sintético pode funcionar adequadamente.

Portanto, ao escolher um pêndulo egípcio, prefira os feitos de madeira (independentemente do tipo de madeira), metal ou argila natural. Dentro das argilas naturais, as mais comuns são as de grés, já que é um material feito de argila, porém com um grão mais fino. Essa característica facilita a modelagem, enquanto o resultado final parece mais sólido e denso, pois se assemelha a uma rocha.

FORMA

Os pêndulos egípcios possuem diferentes formas que levam a emissões e resultados distintos. O formato é apenas uma das variáveis que levam à efetividade no uso do pêndulo. Como já discutimos, o material a partir do qual é feito, assim como a habilidade e o estado de energia do operador, também são critérios fundamentais para essa arte.

Pêndulo de Thoth

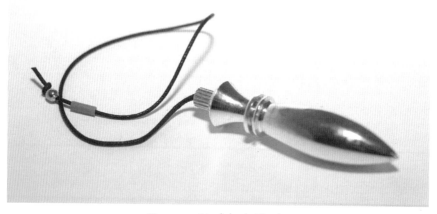

Figura 7 – Pêndulo de Thoth.

O pêndulo de Thoth é provavelmente o pêndulo egípcio mais conhecido. Segundo Belizal e Morel (1964), trata-se da reprodução de um pêndulo de grés descoberto dentro de um sarcófago no Vale dos Reis.

Para Caradeau (1995), é um pêndulo confiável e rápido tanto na transmissão quanto na recepção. Hunter (2017) acrescenta que é um dos pêndulos ideais para o trabalho de cura.

Esse pêndulo é um excelente exemplo por suas múltiplas aplicações e sua alta confiabilidade.

Pêndulo de Bâtisseurs

Segundo Caradeau (1995), esse pêndulo é um dos melhores do ponto de vista do *design*. Sua estrutura fina reduz o poder sugestivo por parte do operador às respostas, oferecendo maior confiabilidade nesse campo. A velocidade das respostas é uma de suas principais vantagens.

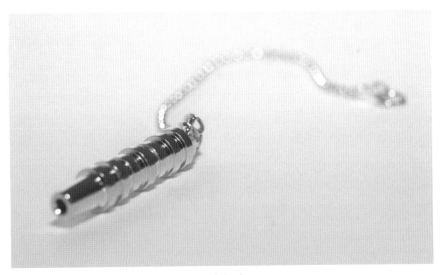

Figura 8 – Pêndulo de Bâtisseurs.

Eventualmente, o ponto menos positivo desse pêndulo pode estar no trabalho de cura. Segundo Hunter (2017), é importante que eles sejam mais largos e nítidos.

No entanto, Caradeau (1999) atribui-lhe um valor inestimável em ambos os campos, por sua capacidade de projetar ondas de forma. Ele considera que esse pêndulo satisfaz todas as necessidades que um radestesista possa ter para executar seu trabalho, tanto na detecção de ondas nocivas quanto na busca de pessoas ou objetos desaparecidos, na radiestesia médica, no tratamento de água, na ação remota ou em qualquer que seja o tratamento através de ondas de forma.

Pêndulo de Ísis

Esse pêndulo é mais eficaz no trabalho de cura. Embora possa apresentar bons resultados na detecção, é na emissão de energia de cura que se observa uma maior eficácia. Segundo Caradeau (1995), ele propaga ondas abstratas, que na radiestesia são designadas por um tipo de emissão mágica de transmutação de energia.

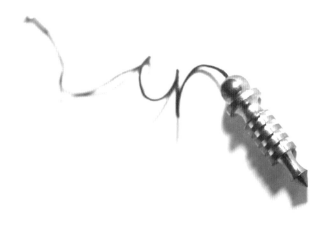

Figura 9 – Pêndulo de Ísis.

Na minha perspectiva, este é um dos pêndulos com as melhores características para o trabalho de cura, pois, embora possa não ser tão eficaz na detecção, por causa de seu próprio formato, uma vez que pode gerar dúvidas na resposta, é suficiente para o tipo de detecção necessária nesse tipo de trabalho.

Existem vários tipos de pêndulos de Ísis, e sua principal distinção está relacionada ao número de baterias, discos ou círculos. Quanto maior o número de discos, mais potente é a emissão para transformação de energia.

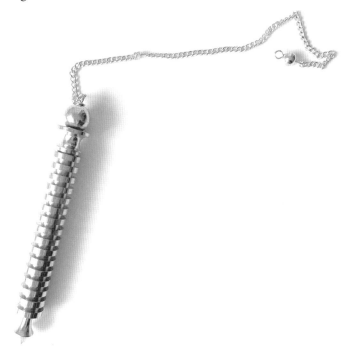

Figura 10 – Pêndulo de Ísis com dez baterias.

Pêndulo de Mermet

O pêndulo de Mermet, também conhecido como pêndulo universal, foi criado pelo abade Mermet, um dos principais pioneiros da radiestesia na França. Seu formato de pera com ponta levemente pontiaguda permite grande precisão nas respostas. Seu formato arredondado na base dá espaço para a criação de uma pequena câmara interna, para que um testemunho possa ser inserido ali. De fato, esse é um dos pêndulos mais comuns com testemunho, embora também existam pêndulos desse tipo sem testemunho.

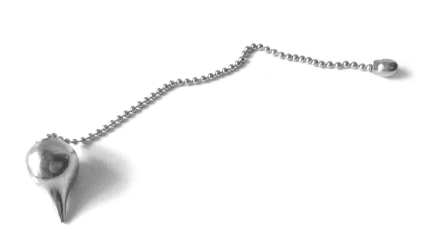

Figura 11 – Pêndulo de Mermet.

Seja como for, com ou sem testemunho, o pêndulo de Mermet é um dos meus favoritos pelo rigor das respostas apresentadas, sendo uma excelente opção para iniciantes que precisam ganhar confiança no trabalho com o pêndulo. Na minha opinião, esse é o pêndulo menos suscetível aos desejos do praticante e mais eficiente em manifestar as respostas corretas.

Agora, se a grande maioria desses pêndulos é feita de metal, há também os que são feitos de outros materiais, como cristal e madeira, o que, nesse caso, impossibilita o uso desse pêndulo com o testemunho.

PREPARAÇÃO E CONEXÃO

Agora que você já adquiriu um conhecimento completo dos vários tipos de pêndulos, é provável que já tenha feito sua escolha. Contudo, antes de usar o pêndulo de sua preferência, é preciso criar uma conexão com o objeto escolhido. A maneira como você vai fazer isso deve estar de acordo com o que são suas crenças e com o que está em cumplicidade com seu modo de estar na vida.

Isso significa que você pode optar por fazer um ritual mais ou menos longo de conexão com o seu pêndulo, assim como pode fazer um ritual curto ou simplesmente se conectar a ele em poucos minutos e começar a usá-lo. Seja qual for a sua escolha, certifique-se de que o que você escolher é o certo, não importa se é algo complexo ou simples.

A seguir, proponho três maneiras diferentes de se conectar ao seu pêndulo, embora sejam apenas sugestões. Você pode criar o seu próprio ritual de conexão com seu pêndulo.

Caso escolha um ritual longo, sugiro que você embrulhe seu pêndulo em papel vegetal e o deixe por 24 horas em um pote com sal grosso. Dessa forma, você estará descarregando todas as energias que eventualmente estejam agregadas ao pêndulo. No dia seguinte, embrulhe-o novamente em papel vegetal e enterre-o em um vaso com plantas, em um jardim ou floresta, por 24 horas. Com esse processo, você estará energizando o seu pêndulo com a energia da terra. Por fim, deixe-o ao luar em uma noite de lua cheia para ser energizado com a energia espiritual da Lua. Após esse processo, ele está pronto para uso.

Se a sua opção for um ritual de conexão em menor tempo, proponho uma meditação. Escolha um lugar tranquilo onde você não será interrompido. Com a ajuda de uma bússola, sente-se de frente para o norte geográfico. Coloque o pêndulo à sua frente. Ao redor dele, coloque um copo d'água, que representará o elemento Água; um incenso aceso, que representará o elemento Ar; uma vela acesa, que simbolizará o Fogo; e, por fim, um cristal de sua escolha, que representará o elemento Terra. Com todo esse processo, você estará energizando o seu pêndulo com os quatro elementos: Água, Ar, Fogo e Terra.

Agora que você tem o ambiente ideal para praticar sua meditação de conexão pendular, comece fechando os olhos e respirando lenta e profundamente. À medida que você respira, seu corpo fica cada vez mais relaxado. Faça pelo menos nove respirações lentas e profundas, prendendo a respiração por três segundos após cada inalação. Expire o ar, relaxando todo o corpo.

Imagine um cordão luminoso que se estende da base da coluna e que será preso ao centro da Terra. Esse cordão deve ser brilhante e forte. Se não for assim, corte-o e puxe outro, até ter um cordão completamente brilhante e forte. Se você não estiver visualizando esse cordão, tente sentir como ele é e decida se quer cortá-lo e puxar outro ou não. Faça isso quantas vezes forem necessárias até se sentir completamente seguro.

Sinta-se enchendo-se de luz. A cada inspiração, você inala luz, e a cada expiração, essa luz se expande em seu interior. Repita esse processo várias vezes até se sentir cheio e transbordando de luz.

Quando se sentir totalmente iluminado, peça mentalmente a presença de seus guias espirituais e sinta-os ao seu redor. Permita-se simplesmente receber e reconhecer suas presenças, não importa quem eles sejam.

Mentalmente envie-lhes a informação de que você vai começar a trabalhar com o pêndulo e peça-lhes para energizá-lo e ajudá-lo nesse processo de aprendizagem. Segure seu pêndulo e use-o para passá-lo na fumaça do incenso. Então, com as duas mãos, envie-lhe luz, a mesma luz que transborda de seu corpo. Com esse processo, você estará energizando seu pêndulo, conectando-o com você. Converse com seu pêndulo como se fosse um amigo e entenda que, a partir de agora, ele será uma extensão do seu braço e vocês dois serão um só.

Permita-se permanecer nesse estado o tempo que desejar. Quando terminar, agradeça aos seus guias por estarem lá e o ajudarem nesse processo. Deixe seu pêndulo no centro, no meio dos quatro elementos, até que a vela se apague sozinha, como ocorre com o incenso.

Finalmente, se você quiser uma conexão mais rápida, segure o seu pêndulo entre as mãos e visualize que sua energia está passando. Você pode conversar com o pêndulo, para que ele saiba que, a partir desse momento, seu relacionamento vai começar. Essa comunicação pode ser mental ou verbal e pode ocorrer pelo tempo que você julgar necessário.

Caso tenha formação em Reiki ou outra linha de cura energética, você pode aproveitar para transmitir energia da maneira que aprendeu ou até mesmo colocar mentalmente símbolos de geometria sagrada com os quais você se sinta conectado. Deixe-se guiar por sua intuição.

Antes de usar o pêndulo pela primeira vez, e toda vez que o utilizar, você pode limpá-lo com um incenso natural próprio para a limpeza, como sálvia branca, arruda, palo santo ou qualquer outro que desejar. Após cada uso, guarde-o em um saquinho opaco. Além disso, você também pode colocar uma pequena pedra de selenite ao lado do pêndulo para mantê-lo energeticamente limpo. Para desconectá-lo de qualquer energia restante, toque com o pêndulo três vezes na mesa e comece a usá-lo.

Sempre que fizer perguntas diferentes ao pêndulo, você deve bater com ele uma vez sobre uma mesa entre cada pergunta, para que ele se desconecte da energia da pergunta anterior. O mesmo vale para a emissão de energia de cura: entre um objetivo e outro, você deve desconectar o pêndulo, batendo com ele uma vez em uma mesa.

ANTES E DEPOIS DO TRABALHO DE RADIESTESIA

Seja qual for o tipo de trabalho que você irá desenvolver com o seu pêndulo, seja um simples exercício de treinamento, adivinhação ou cura, é importante seguir alguns passos para que se sinta completamente confiante durante todo o processo. Como já explicamos, você deve usar a fumaça de um incenso natural próprio para limpeza, para limpar completamente seu pêndulo e, ao mesmo tempo, também para limpar a energia ao redor do seu espaço de trabalho.

Para se manter protegido de qualquer energia negativa durante todos os exercícios, também será importante ter um quartzo branco por perto, que poderá ser um cristal gerador. Você pode segurá-lo em suas mãos ou usar um cristal de quartzo como um pingente pendurado por um fio junto ao peito.

Você também deve executar a seguinte invocação antes e depois de usar o pêndulo:

"Peço que todas as energias dissonantes que possam estar agregadas dentro ou fora deste pêndulo sejam limpas, cortadas, afastadas e transmutadas em cura e amor incondicional.

Grato(a), querido Universo, por permitir tudo isso.

Assim seja e assim será.

Grato(a), Grato(a), Grato(a)".

Quando terminar de usar o seu pêndulo, guarde-o em um saquinho e não permita que outras pessoas o toquem ou usem. Caso isso aconteça acidentalmente, faça novamente um dos rituais de preparação para se conectar ao seu pêndulo outra vez.

PROGRAMAÇÃO

Para que seu pêndulo fale com você, ambos precisam ser capazes de se comunicarem na mesma língua. Para isso, você deve escolher se deseja aceitar a linguagem do pêndulo ou se prefere programá-lo para se comunicar com você em uma linguagem que lhe seja mais clara.

Antes de prosseguir com o processo de programação do seu pêndulo, você deve seguir os pressupostos, que foram definidos neste livro, em relação à escolha do local. Encontre um lugar tranquilo, onde você tenha uma cadeira, uma mesa e uma folha branca lisa de tamanho A4. Divida a folha em quatro partes iguais e escreva em cada uma delas: sim; não; bom; mau, como mostra a figura a seguir:

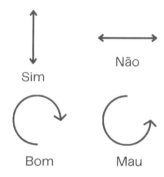

Figura 12 – Esquema para a programação do pêndulo.

Fique de costas retas, pés apoiados no chão, pernas descruzadas; segure o pêndulo pelo fio e faça mentalmente as seguintes perguntas:

+ **O que é o SIM para você?** (posicionando o pêndulo por cima da descrição do movimento do *sim*). Aguarde a resposta. Quando o pêndulo tiver estabelecido um movimento, toque com o pêndulo na mesa uma vez e passe para a próxima pergunta.

- **O que é o NÃO para você?** (posicionando o pêndulo por cima da descrição do movimento do *não*). Aguarde a resposta. Quando o pêndulo tiver estabelecido um movimento, toque com o pêndulo na mesa uma vez e passe para a próxima pergunta.
- **O que é o BOM para você?** (posicionando o pêndulo por cima da descrição do movimento do *bom*). Aguarde a resposta. Quando o pêndulo tiver estabelecido um movimento, toque com o pêndulo na mesa uma vez e passe para a próxima pergunta.
- **O que é o MAU para você?** (posicionando o pêndulo por cima da descrição do movimento do *mau*). Aguarde a resposta. Quando o pêndulo tiver definido um movimento, toque com o pêndulo na mesa uma vez e passe para a pergunta inicial.

Repita este exercício várias vezes e em momentos diferentes, para que você tenha certeza dos movimentos do pêndulo, ao mesmo tempo em que fortalece sua conexão com esse trabalho energético.

Se, por algum motivo, você desejar que o pêndulo faça movimentos diferentes daqueles programados por ele será preciso iniciar um processo de programação do pêndulo.

Nesse caso, em uma folha de papel em branco, escreva os movimentos que o pêndulo deve revelar para o *sim*, para o *não*, para o *bom* e para o *mau*. Você eventualmente poderá adicionar outros movimentos, como o *talvez* ou o *não responde*, definindo movimentos diferentes para essas designações, como um movimento diagonal para o *talvez* e o pêndulo parado para o *não responde*.

Depois de combinar essas informações na folha, segure o pêndulo como de costume e ordene o seguinte:

- A partir de agora, o seu *sim* é assim! (Movimente o pêndulo de acordo com o que você deseja para o movimento a ser designado para o *sim*).
- A partir de agora, o seu *não* é assim! (Movimente o pêndulo de acordo com o que você deseja para o movimento a ser designado para o *não*).

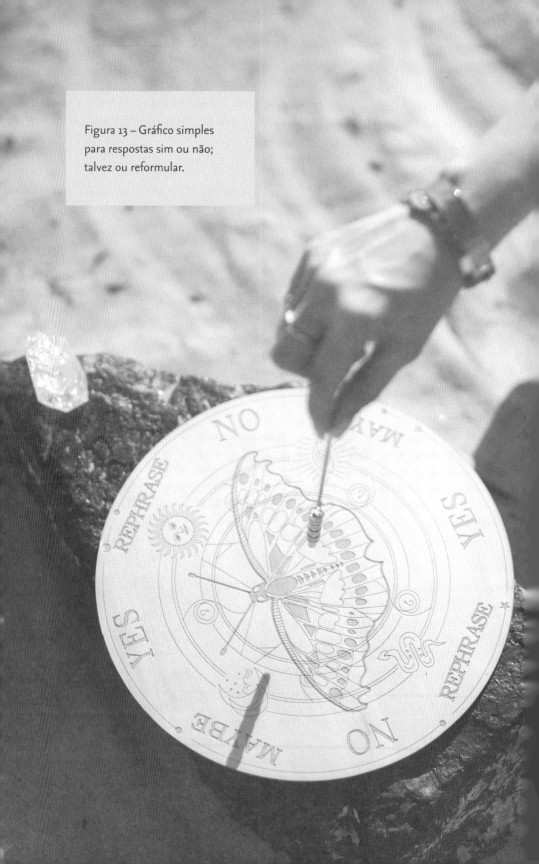

Figura 13 – Gráfico simples para respostas sim ou não; talvez ou reformular.

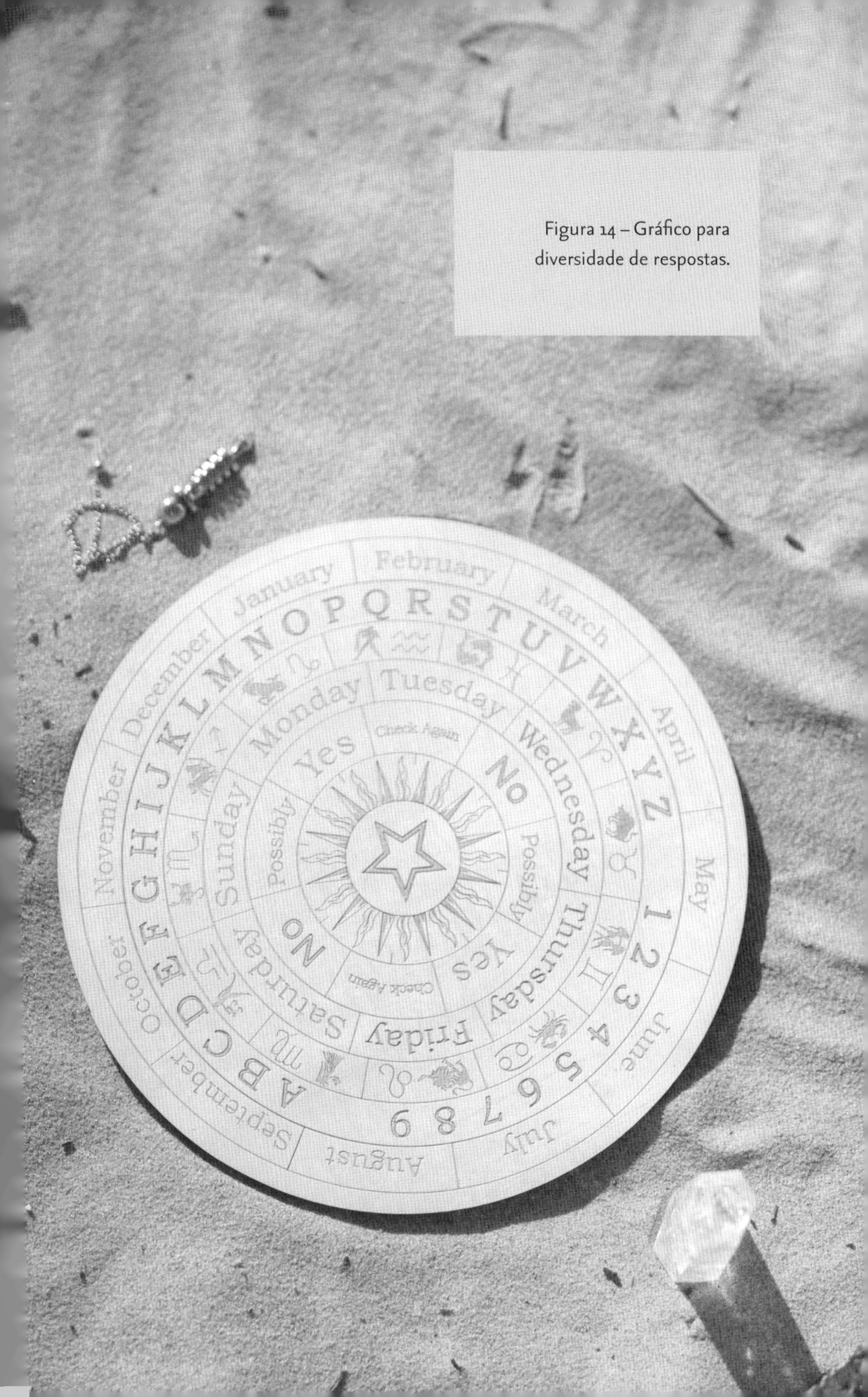

Figura 14 – Gráfico para diversidade de respostas.

- A partir de agora, o seu *bom* é assim! (Movimente o pêndulo de acordo com o que você deseja para o movimento a ser designado para o *bom*).
- A partir de agora, o seu *mau* é assim! (Movimente o pêndulo de acordo com o que você deseja para o movimento a ser designado para o *mau*).

Após esse processo, questione novamente o pêndulo sobre:

- O que é o *sim* para você?
- O que é o *não* para você?
- O que é o *bom* para você?
- Qual é o *mau* para você?

Certifique-se de que o seu pêndulo esteja programado de acordo com os movimentos com os quais você deseja trabalhar. Se ainda não estiver assim, repita o processo de programação novamente até que sinta que estão perfeitamente alinhados.

Agora que o seu pêndulo está programado e tanto você quanto ele estão perfeitamente alinhados com as perguntas/respostas, proponho que você faça o mesmo exercício, usando a mesma folha, mas colocando a mão que não segura o pêndulo, aberta sobre a mesa. No caso dos destros, será a mão esquerda; no caso dos canhotos, será a mão direita. O objetivo é que a mão receptora se posicione para receber a energia.

Neste exercício, com essa pequena mudança, é importante que o leitor perceba as diferenças na intensidade com que o pêndulo se move. A amplitude de movimento tende a ser maior, o que significa que, quando estiver fazendo suas perguntas ao pêndulo, você pode usar esta técnica como um "truque" para obter um movimento mais assertivo, tendo a mão receptora aberta ao mesmo tempo que coloca as questões.

GRÁFICOS DE RADIESTESIA

Os gráficos de radiestesia são instrumentos de radiestesia compostos por várias respostas alternativas que o pêndulo, através de seu movimento, pode manifestar. Alguns desses gráficos também têm o objetivo de emitir vibrações capazes de realizar transformações energéticas. Eles estão disponíveis em diversos materiais, como papel, papel plastificado ou suportes rígidos como madeira, PVC ou outros. Também dependendo da finalidade do gráfico, o tamanho e a espessura do suporte são decisivos para a sua eficácia, assim como a qualidade da impressão. O ideal é que eles tenham uma espessura de 3 mm e uma excelente impressão gráfica.

Esses gráficos são construídos para as mais variadas finalidades, por isso é normal que um radiestesista tenha vários deles para o seu trabalho. Com a prática, também é comum que o radiestesista construa os seus próprios gráficos, a fim de poder responder de forma mais eficaz às suas necessidades individuais.

Neste capítulo, vou apenas me aprofundar no estudo e uso de gráficos para adivinhação. No entanto, como já mencionado, existem muitos gráficos para realizar transformações de energia, combinando o poder de emissão do pêndulo com a geometria sagrada. Dessa forma, é possível criar condições energéticas para alcançar vários objetivos.

Esses instrumentos são muito úteis, seja qual for o nível de experiência do leitor com radiestesia. Se você ainda está em um estágio inicial, pode usar os gráficos mais simples, com respostas diretas como *sim/não* ou *talvez/reformular a pergunta*.

Esse tipo de gráfico torna desnecessário programar o pêndulo para respostas *sim* ou *não* e, ao mesmo tempo, adiciona a possibilidade de deixar a resposta aberta com o *talvez*. Afinal, nem sempre as respostas estão já divinamente decididas, já que temos o nosso livre-arbítrio que pode alterar o trajeto da vida.

Por fim, acrescenta a possibilidade de reformular a pergunta. Quando o pêndulo oscila para essa última opção, o exercício adquire um caráter pedagógico, pois auxilia no processo de reformulação de questões que não são adequadas para receber uma resposta assertiva.

Em um estágio inicial de aprendizado, esses são os gráficos ideais, pois permitem que você ganhe experiência e confiança. Quando se sentir pronto para aumentar a complexidade no uso de gráficos, pode começar a usar um igual ou semelhante ao mostrado na figura 14.

Nesse gráfico de radiestesia, podemos obter as respostas tradicionais que encontramos em um gráfico simples, como o *sim* ou *não*, bem como o *possivelmente* e *verificar novamente*. Ele, porém, acrescenta outras possibilidades, como dias da semana, meses do ano, signos, letras e números que nos fazem viajar no passado para o tradicional tabuleiro Ouija, criado no século XIX e usado para se comunicar com os espíritos através de um copo ou uma moeda.

A multiplicidade de respostas nos permite saber o dia em que alguém receberá uma comunicação, o signo da pessoa com quem vai se casar, o mês em que uma criança nascerá, o nome do nosso guia espiritual, a idade da pessoa com quem teremos um relacionamento e tantas outras questões que fazem o céu parecer o limite.

Por causa de seu amplo campo de atuação, esses gráficos seduzem qualquer radiestesista; no entanto, é também com eles que mais dúvidas surgem. A principal dificuldade decorre do fato de que cada círculo tem um conjunto distinto de respostas e o movimento do pêndulo, ao apontar em uma direção, inclui mais de uma resposta.

Na verdade, essa dificuldade é superada pelo princípio de que tudo é intenção. Por exemplo, se estou fazendo uma pergunta cuja resposta é um mês do ano, não faz sentido estar olhando para o signo. Então, se eu estou perguntando, por exemplo, em que mês do ano receberei um bônus de produtividade, a intenção é analisar a direção do pêndulo na circunferência que contém os meses do ano. O mesmo deve ser feito para quaisquer outras perguntas.

Caso ainda surjam dúvidas, o leitor tem a opção de *sim* ou *não*, então é só perguntar da seguinte forma:

– Vou receber um bônus de produtividade em junho? (Espere por uma resposta *sim* ou *não*. Senão, pergunte sobre os outros meses depois, usando a mesma estratégia).

O uso de gráficos de radiestesia facilita o trabalho do praticante e abre mais portas para o acesso à informação. Escolha ou construa os mais adequados às suas necessidades e conecte-se cada vez mais com seus guias espirituais.

PROGRAMA DE TREINAMENTO DO PÊNDULO

Antes de iniciar sua prática com o pêndulo, com o objetivo claro de obter respostas para perguntas que não conhece, bem como para a emissão de energia, é essencial que você dedique algum tempo ao treinamento com o pêndulo. Para isso, proponho alguns exercícios aos quais você deve se dedicar com disciplina. Esse processo fará com que o manejo do pêndulo se torne cada vez mais natural para você, ao mesmo tempo em que lhe trará confiança nas respostas.

Sua conexão com seu pêndulo será melhor quanto mais tempo você dedicar trabalhando com ele. Saiba que você representará uma ponte de comunicação com seus guias espirituais, tornando sua conexão ainda mais especial. Assim, ao se dedicar a essa prática, você estará nutrindo a conexão com seus guias, tornando-a mais próxima.

Treinamento de Poder Mental

Os exercícios a seguir destinam-se a treinar a força mental em conjunto com o pêndulo. Com eles, você poderá treinar sua força mental para ter consciência de como influenciará o movimento do pêndulo.

1. Observe a espiral de forma concentrada por alguns minutos. Segure o fio do pêndulo, coloque-o a cerca de 1 a 2 cm do papel e peça-lhe que descreva o movimento para frente e para trás e, em seguida, dê o comando mental para que ele descreva a trajetória da espiral, girando no sentido horário.

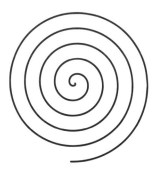

Figura 15 – Espiral.

2. Observe as linhas de forma concentrada por alguns minutos. Segure o fio do pêndulo, coloque-o a cerca de 1 a 2 cm do papel, peça-lhe que descreva o movimento para frente e para trás e, em seguida, dê-lhe o comando mental para descrever a trajetória das linhas que se movem para frente e para trás.

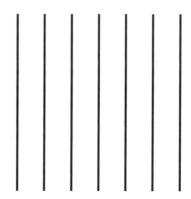

Figura 16 – Linhas verticais.

3. Observe as linhas de forma concentrada por alguns minutos. Segure o fio do pêndulo, coloque-o a cerca de 1 ou 2 cm do papel à esquerda das linhas e pare. Depois, dê o comando mental para descrever a trajetória das linhas que se movem da esquerda para a direita.

Figura 17 – Linhas horizontais.

Treinamento de Adivinhação I

Para este exercício, você precisará de uma folha de papel em branco, uma caneta ou lápis e um baralho tradicional de cartas, que necessariamente contém os naipes de copas, paus, espadas e ouros.

Comece colocando a folha branca sobre a mesa.

Embaralhe as cartas e pegue 4 cartas do baralho, seja do topo ou abrindo em leque sobre a mesa. Coloque-as sobre a folha branca e viradas para baixo. Nesse processo, você não pode ver quais foram as cartas escolhidas.

Aproxime o pêndulo cerca de 1 a 2 cm da carta e pergunte mentalmente: "Esta carta é vermelha?" Espere o pêndulo balançar, para ver se a resposta será um *sim* ou um *não*.

Repita esse processo para cada uma das cartas que você retirou. Conforme for descobrindo, através do pêndulo, se o naipe da carta é vermelho ou preto, escreva a cor correspondente na folha branca abaixo da carta.

Repita esse exercício mais de uma vez para ter certeza de suas conclusões. Quando tiver certeza absoluta de todas elas, você pode virar as cartas e avaliar sua análise.

Este exercício é provavelmente um dos exercícios mais desafiadores e que apresenta um alto grau de dificuldade. Portanto, dê tempo a si mesmo e não desista se não acertar nas primeiras tentativas.

Treinamento de Adivinhação II

Com o mesmo objetivo do exercício anterior, mas com um grau de dificuldade maior, você precisará de 4 moedas de valores diferentes e 4 copos opacos, isto é, que não seja possível ver por dentro deles.

Em seguida, vire todos os copos de cabeça para baixo e sob cada copo coloque uma das moedas. Embaralhe todos os copos para que não seja possível saber qual moeda está em cada um.

Com a ajuda do pêndulo, identifique qual moeda está em cada copo e tente colocar os copos em ordem crescente, levando em conta o valor da moeda. Por exemplo, coloque as moedas de 10 centavos, 20 centavos, 50 centavos e 1 real debaixo de cada copo.

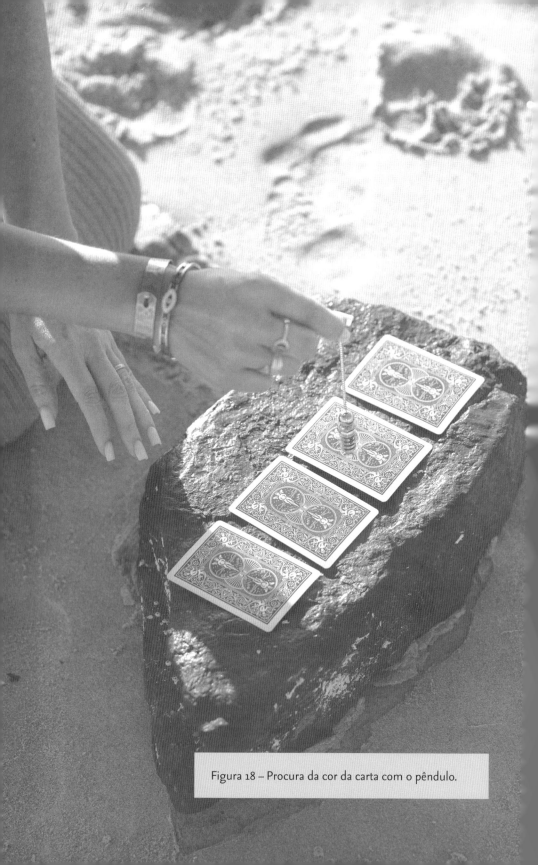

Figura 18 – Procura da cor da carta com o pêndulo.

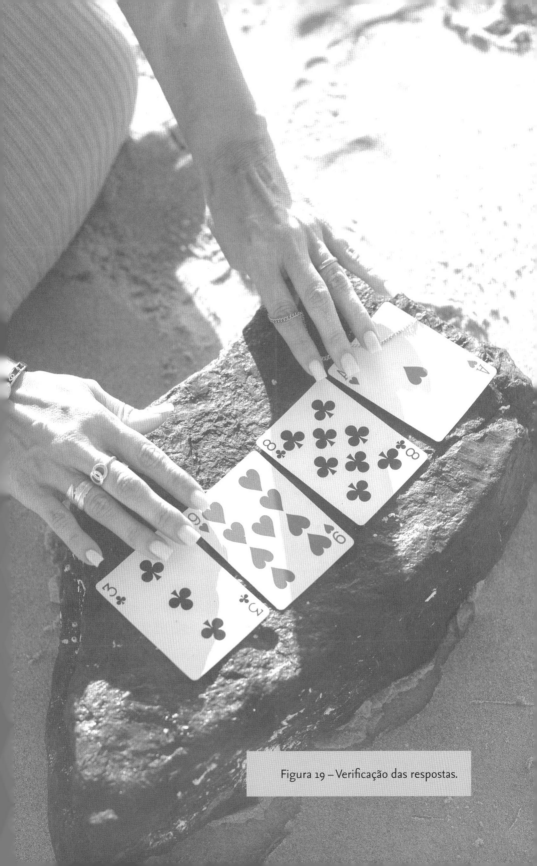

Figura 19 – Verificação das respostas.

Comece por perguntar ao pêndulo, colocando-o entre 1 e 2 cm acima de cada copo, se ali está uma moeda de 1 real. Espere o pêndulo balançar para ver se a resposta será um *sim* ou um *não*. A mesma pergunta deverá ser feita para todos os copos, para que se tenha certeza de qual copo esconde a moeda de 1 real.

Proceda da mesma forma para as outras moedas. Aconselho você a perguntar até mesmo sobre os copos onde já fez sua avaliação de valor. Se sua análise estiver correta, o pêndulo lhe dirá *não*, validando sua primeira interpretação.

Treinamento de Adivinhação III

Neste terceiro exercício de treinamento de adivinhação, você precisará de uma pessoa que concorde em colaborar contigo. Você também precisará de um pequeno objeto e vai pedir para essa pessoa esconder o objeto em um determinado lugar, por exemplo, em uma área da sua casa. Peça a essa pessoa que lhe dê algumas dicas de onde o objeto possa estar, como no chão, na mesa, no sofá ou em uma prateleira da estante.

Com base nessas suposições, pergunte ao pêndulo:

- O objeto está no chão? (Aguarde *sim* ou *não*)
- O objeto está na mesa? (Aguarde *sim* ou *não*)
- O objeto está em cima do sofá? (Aguarde *sim* ou *não*)
- O objeto está em uma prateleira da estante? (Aguarde *sim* ou *não*)

Se, por acaso, o pêndulo oscilar com um *sim* em mais de uma hipótese, faça as perguntas novamente para ter certeza de suas respostas.

Treinamento de Adivinhação IV

Neste quarto exercício de adivinhação, você também precisará da colaboração de uma pessoa. Em um espaço comum, como um quarto, dê a ela uma série de moedas para que possa escondê-las, obviamente, em espaços que sejam acessíveis.

Ela pode escolher lugares como embaixo de travesseiros, prateleiras, embaixo de tapetes, entre outros. O objetivo é treinar radiestesia e fazer com que não seja uma missão praticamente impossível.

Depois que todas as moedas estiverem escondidas, levante-se e pergunte ao pêndulo onde as moedas estão localizadas. Tenha em mente que o pêndulo pode começar a lhe mostrar o caminho, definindo uma trajetória. Quando o pêndulo atingir o local onde uma das moedas está escondida, ele começará a estabelecer um movimento de rotação no sentido horário.

Mais do que uma espécie de treinamento, este exercício irá preparar você para ser capaz de encontrar objetos perdidos.

PERGUNTE AO PÊNDULO

Uma das aplicações do pêndulo é a adivinhação. As perguntas a fazer podem ser sobre o passado, o presente ou o futuro. Seu escopo de aplicação é bastante amplo, e as perguntas podem ser da esfera pessoal, da área da saúde, referente a órgãos do corpo que possam estar em desequilíbrio, para procurar objetos perdidos, pedindo conselhos sobre um livro para ler, entre muitas outras.

Antes de qualquer consulta, é importante fazer uma pequena invocação que o conecte com seu guia espiritual. O mundo espiritual respeita nosso livre-arbítrio, portanto, definir algumas regras para que a comunicação seja em uma energia de amor e luz é essencial para respostas precisas e para evitar interferências indesejadas.

Você pode construir sua própria invocação ou psicografá-la, se já tiver essa prática. Se nenhuma das opções for do seu agrado, pode usar minha sugestão:

"Caro Guia Espiritual,
Eu sou o seu canal de luz.
Estou calmo(a) e relaxado(a), e a luz divina passa por mim.
Em nome do Amor e da Verdade, diga-me: (faça a pergunta).
Grato(a), grato(a), grato(a)".

Em seguida, sua atenção deve estar em como você vai construir a pergunta. Esse passo é essencial para uma resposta bem-sucedida. Uma pergunta clara e objetiva levará a uma resposta da mesma natureza.

Outro aspecto a destacar é a consciência de que as respostas sempre vêm com um *sim* ou um *não*[5], a menos que você use gráficos de radiestesia, então a pergunta deve ser estruturada para obter uma resposta *sim* ou *não*.

O exemplo a seguir mostra como não fazer uma pergunta e como reestruturar essa mesma pergunta:

+ No final deste ano, vou receber uma proposta de mudança de emprego para a Angola ou para o Brasil?

O pêndulo não tem como lhe responder isso, a não ser que você use um gráfico ou uma tabela de radiestesia que tenha letras ou até mesmo nomes de países.

Em vez disso, você deve fazer as seguintes perguntas:

+ No final deste ano, vou receber uma proposta de mudança de emprego para a Angola? (Aguarde uma resposta *sim* ou *não*.)
+ No final deste ano, vou receber uma proposta de mudança de emprego para o Brasil? (Aguarde uma resposta *sim* ou *não*.)

Se esses são os seus primeiros passos no campo da radiestesia, é fundamental dedicar algum tempo estruturando as perguntas. Escreva-as com antecedência em uma folha, para garantir que estejam bem definidas e que você possa dar uma resposta rigorosa. Também é importante que você escreva as respostas do pêndulo nessa mesma folha.

Lembre-se, também, que os guias espirituais não têm a intenção de assumir a responsabilidade por suas decisões. O mundo espiritual não interfere no seu livre-arbítrio. Portanto, não adianta perguntar se você deve ou não tomar uma determinada decisão. Em vez disso, você pode perguntar:

+ É bom para mim (mencione a decisão a ser tomada)?

---

5. Exceto se forem usados gráficos ou tabelas de radiestesia.

Seus guias espirituais podem lhe dar uma resposta através do movimento do pêndulo, mas a decisão final sempre será sua, e você assumirá as consequências dela.

Ao fazer qualquer pergunta ao pêndulo, concentre-se no questionamento e segure o fio do pêndulo. Você pode optar por fazer a pergunta em voz alta e esperar o pêndulo se movimentar, ou pode optar por fazer a pergunta mentalmente. Esta última é minha opção favorita, porque quando falo, meu corpo inevitavelmente se move e impõe um movimento ao pêndulo, e isso pode resultar numa resposta menos precisa ou demorar mais para dar uma resposta confiável. Com a prática, você encontrará o seu modo favorito, aquele que será o melhor para você.

Aconselho repetir mentalmente a pergunta mais de uma vez, para que não haja dúvidas sobre o movimento manifestado pelo pêndulo. Fazer isso não é sinal de que você está duvidando da resposta de seus guias espirituais, mas que está buscando ter certeza da análise do movimento do pêndulo. Se, por acaso, alguma ideia lhe passar pela cabeça enquanto você coloca a questão no pêndulo, será preciso repetir todo o processo novamente. Esse pensamento pode interferir na resposta do pêndulo.

O mesmo acontece se você se envolver emocionalmente com a resposta. Para que essa prática seja bem-sucedida e traga as respostas corretas, é fundamental que haja um distanciamento entre você e a pergunta. Se realmente for impossível fazê-lo, você pode optar por perguntar a alguém que saiba fazer perguntas ao pêndulo e que não esteja envolvido com a resposta. Você também pode fazer alguma meditação que lhe permitirá se acalmar e limpar a sua mente.

Mesmo no que diz respeito às perguntas a fazer ao pêndulo, estas devem sempre visar o bem maior de todos os envolvidos, o que significa que fazer perguntas para investigar a vida dos outros não deve ser uma opção. O pêndulo é uma ferramenta de comunicação com o mundo espiritual para a evolução de todos, por isso, preste atenção nas perguntas que você faz. Para que a comunicação espiritual esteja em uma vibração de luz, as perguntas devem vir em uma vibração de honestidade, lealdade e amor. Faça sempre uma autoanálise.

Para fazer com que você, leitor, se sinta realizado na arte da radiestesia, dedique algum tempo para fazer várias perguntas e faça isso regularmente, para que você possa começar a construir confiança com seu pêndulo e seus guias espirituais. Fazer várias perguntas e escrever as respostas em um caderno para validar mais tarde é a maneira perfeita de desenvolver suas habilidades de radiestesia. No entanto, se você errar algumas perguntas, não desista. Todo aprendizado leva tempo, e errar faz parte do processo.

CORES DA RADIESTESIA

Seja qual for o pêndulo utilizado, ele não só permite o acesso às respostas às perguntas, mas também emite energia durante seu movimento. Alguns pêndulos são mais adequados para a adivinhação, e outros são mais adequados para a cura. Belizal e Morel (1965) acreditavam que os pêndulos produziam energia através de ondas eletromagnéticas e que essa produção permitia que a cura fosse realizada em indivíduos, animais ou plantas. Os estudos que eles realizaram os levaram a criar uma escala de cores de radiestesia[6], acreditando que cada pêndulo emite uma cor.

Segundo Hunter (2015), essa escala é abstrata, mas bastante útil para a cura com pêndulos, pois nos permite descobrir a cor emitida por cada tipo, bem como as cores emitidas pelas pessoas, pelos animais ou pelas plantas para as quais vamos realizar curas.

O primeiro objetivo do uso dessa escala é avaliar as características do pêndulo. Para que este seja o mais indicado para o tratamento, a cor da radiestesia emitida para esse fim deve ser o verde negativo ou o branco.

---

6. Essa escala está disponível neste livro para que você possa avaliar as cores emitidas pelo pêndulo que utiliza.

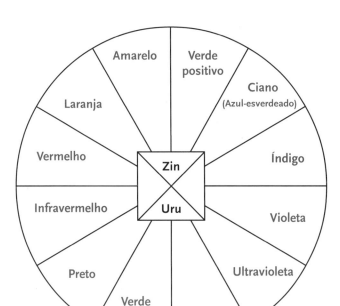

Figura 20 – Escala de cores da radiestesia.

Para fazer o exercício de identificar a cor que o pêndulo emite, coloque o seu pêndulo no centro do diagrama e pergunte a si mesmo: Qual é a cor da radiestesia que meu pêndulo está a emitir?

Feito isso, o seu pêndulo irá marcar assertivamente uma cor. Em alguns casos, você pode indicar mais de uma. Como mencionado, se o seu pêndulo é verde negativo ou branco, você pode usá-lo para curar. Se indicar outra cor, você não deve usá-lo para a cura. Se ele for negro ou infravermelho, simplesmente não o use para qualquer finalidade.

Pêndulos que emitem energia de cura também podem ser usados para adivinhação. No entanto, eles não precisam necessariamente emitir verde negativo ou branco.

O segundo propósito do uso dessa escala é determinar a cor da radiestesia emitida pela pessoa ou por parte do corpo. Uma vez que, se não estiver na cor ciano (azul-esverdeado) ou em outra cor que revele a saúde ideal, é necessário alterá-la, usando um pêndulo que emite o verde negativo ou o branco, para a cor ciano (azul-esverdeado).

Para avaliar a cor que corresponde ao corpo da pessoa, o leitor pode utilizar a mesma escala perguntando: Qual a cor da radiestesia emitida por essa pessoa?

Você pode ser ainda mais específico perguntando o seguinte: Qual é a cor da radiestesia emitida pelo (nome do órgão) dessa pessoa?

Segundo Hunter (2015), com a avaliação das cores emitidas podemos chegar à seguinte conclusão:

- Verde (verde negativo): Existem algumas fragilidades na saúde da pessoa ou elas vão se manifestar em um futuro próximo.
- Negro ou infravermelho: Indica doença.
- Vermelho, laranja ou amarelo: Não costumam aparecer porque são as cores que representam o óvulo/espermatozoide, o embrião ou o feto.
- Verde (verde positivo): Geralmente representa um bebê saudável, uma planta ou alguém com crescimento celular acelerado.
- Ciano (azul-esverdeado): Indica a saúde ideal.
- Anil, violeta, ultravioleta e branco: Indicam diferentes graus de saúde ideal.

Deve-se notar que, se uma pessoa em uma determinada fase da vida emitir uma cor, dificilmente esta será permanente. O próprio estado de saúde, energia, alterações emocionais e outros processos trarão mudanças. O ser humano está em constante mudança, e a melhor forma de manter um estado saudável é a vigilância e a adoção de hábitos de vida saudáveis.

Movimentos pendulares como emissor

No capítulo sobre programação pendular, o treinamento se concentrou principalmente na função de radiestesia para perguntas/respostas. O foco principal era treinar a sensibilidade do operador para obter respostas, seja conectando-se com seus guias espirituais ou usando o pêndulo como uma "antena" para amplificar as energias sutis ao seu redor.

Embora essas funções mágicas possam ser suficientes para satisfazer os "amantes da radiestesia", o pêndulo pode assumir outra importância: a energia que emite pode ser curativa. Nessa perspectiva, os movimentos pendulares têm ainda mais interpretações.

Quando o pêndulo se mover no sentido horário, seu movimento emite energia. Por outro lado, se o pêndulo oscilar no sentido anti-horário, ele está em processo de remoção.

Assim que o pêndulo completar seu trabalho, ele começa a balançar para frente e para trás, indicando que a emissão acabou ou que a remoção está completa.

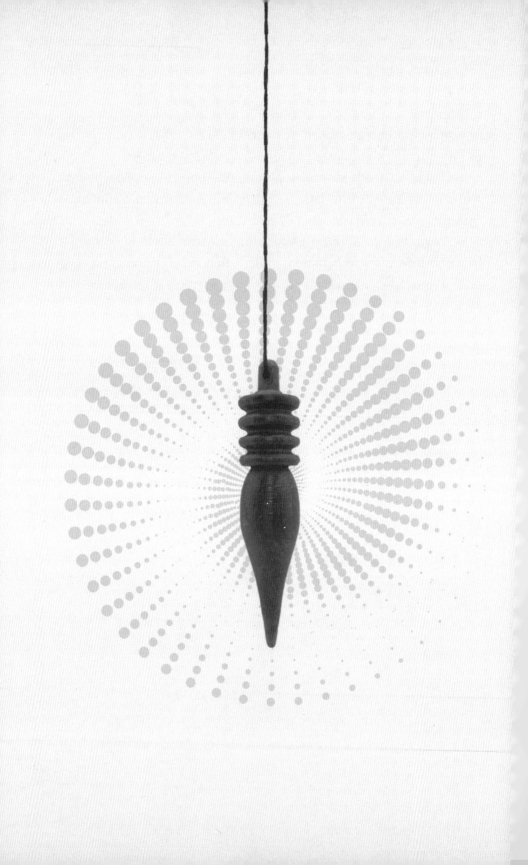

Desenvolvimento pessoal com afirmações positivas e com o pêndulo

O estudo do pêndulo como emissor de energia pode ser de grande relevância para a aplicação dos princípios da "Lei da Atração"[7]. Essa importância começa tanto no diagnóstico quanto na mudança vibracional, o que significa que o pêndulo tem o poder de diagnosticar como a pessoa está (ou não) atraindo eventos positivos para a sua vida.

Segundo Esther e Jerry Hicks (2005), qualquer pessoa é um ser vibracional, simplesmente porque vive em um universo vibratório, e as leis que regem esse universo são baseadas na vibração. Partindo dessa premissa, o que é semelhante a si mesmo é atraído para si mesmo, de modo que a vibração do ser tem que estar em consonância com os seus desejos, para que sejam plenamente recebidos.

A "Lei da Atração" está em cumplicidade com os princípios da radiestesia, considerando que tudo no universo é vibratório, e ao utilizar o pêndulo como emissor, podemos ter uma ferramenta de ação vibratória capaz de gerar mudanças positivas.

No entanto, vale ressaltar que a "Lei da Atração" não necessita do uso de instrumentos de radiestesia para ser aplicada, pois basta uma autoconsciência da energia que emitimos, criando mudanças vibracionais em nós mesmos, para que os desejos se transformem na

---

7. De acordo com Esther e Jerry Hicks (2005), qualquer pessoa é um chamador de energia vibratória, o que significa que seus pensamentos, tanto conscientes quanto inconscientes, têm o poder de atrair essa realidade para a sua vida.

realidade a que aspiramos. Usar a energia conscientemente, usar a energia dos pensamentos, das palavras e das emoções para o fim que cada um quer alcançar é o suficiente para usar o poder da "Lei".

Talvez o leitor já tenha percebido a importância da "Lei da Atração" ou possa começar a trabalhar em seus princípios a partir de agora. Seja como for, o importante é trabalhar sua vibração de forma positiva para que seus objetivos sejam alcançados.

Neste capítulo, usaremos o pêndulo como diagnóstico e como transmissor. Webster (2014) afirma que o pêndulo permite que o subconsciente seja explorado, levando o leitor a tomar consciência do modo como sua energia atua vibracionalmente, funcionando como uma antena transmissora do que pode ou não ser consciente.

Esse autoconhecimento será fundamental para que seja possível construir conscientemente o futuro, entendendo em que medida você contribuiu para atrair eventos e pessoas para a sua vida. Através dessa autoanálise, você pode tomar decisões que o colocam na frequência vibracional que deseja, levando em consideração os objetivos que deseja alcançar.

MUDANÇA VIBRACIONAL PARA MUDANÇA DE ATITUDE E COMPORTAMENTO

Para este exercício, você vai precisar de um pêndulo, um lugar tranquilo onde você não será interrompido, uma mesa e uma cadeira onde irá se sentar. Faça várias afirmações positivas, de acordo com a sua vibração, e o pêndulo reagirá dizendo se você está vibrando naquela energia ou não. Em outras palavras, o pêndulo responderá se você está ou não cumprindo o que diz afirmativamente.

Ao mesmo tempo, se você fizer esse mesmo exercício vários dias seguidos, pode causar uma mudança vibracional, ou seja, o que o pêndulo pode assumir como falso em um primeiro exercício pode, após algumas repetições, mudar, porque sua energia muda consciente ou inconscientemente.

Anote as respostas do seu pêndulo ao longo do tempo para que você possa avaliar seu progresso. As afirmações positivas listadas a seguir são apenas sugestões. Você pode criar suas próprias afirmações positivas e adicioná-las à sua autoavaliação.

Eu me amo.
Eu sou amado.
Eu me aceito.
Eu sou positivo.
Eu alcanço os meus objetivos.
Eu confio em mim mesmo.
Eu atraio eventos positivos para mim.
Eu sigo os desejos do meu coração.
Eu tenho saúde.
Eu sou humilde.
Eu sou próspero.
Eu tenho uma boa relação com o dinheiro.
Eu sou um bom amigo.
Eu sou trabalhador.

Para realizar este exercício, segure o seu pêndulo e faça cada afirmação em voz alta. Espere o movimento do pêndulo após cada declaração. Se ele oscilar no sentido horário, significa que a resposta é positiva, ou seja, o leitor está vibrando com essa vibração. Deixe o pêndulo girar (liberar energia) até começar a balançar de um lado para o outro. Quando o pêndulo começar a fazer esse movimento, significa que o trabalho de emissão de energia está concluído e que há um reforço dessa vibração positiva para a sua vida.

Se o pêndulo estiver se movendo no sentido anti-horário, significa que o leitor não está vibrando nessa energia e que uma mudança se faz necessária. Nesse caso, pare o pêndulo, toque-o na mesa para desconectá-lo da resposta anterior, diga a afirmação em voz alta e dê a ele o impulso de emitir energia, movendo-o no sentido horário. Pare apenas quando ele começar a balançar para frente e para trás, o que significa que o trabalho de emissão acabou.

Cada vez que fizer uma afirmação, o leitor deve esperar que o pêndulo se mova, culminando o processo quando a emissão terminar, ou seja, quando o pêndulo começar a oscilar de um lado para o outro. Cada afirmação deve ser trabalhada individualmente, para que possa ser rigorosamente avaliada e para que o trabalho de mudança vibracional, quando necessário, possa ser realizado. Entre cada afirmação e o final da emissão, o leitor deve tocar com o pêndulo na mesa, para que ele se desconecte da energia anterior.

Repita este exercício por vários dias para que a mudança vibracional ocorra. Se quiser, você também pode usar um gráfico de radiestesia para perguntar dali a quantos dias você deve repetir o exercício e durante quantos dias.

Esse mesmo exercício pode ser realizado por outra pessoa, necessariamente com o seu consentimento, mas de forma alguma deve interferir no livre-arbítrio de alguém. Se a pessoa estiver presente, você pode se sentar na frente dela. Para facilitar o processo, poderá usar um testemunho que pode ser um pedaço de papel com o nome completo escrito a lápis e a data de nascimento, ou pode ser uma fotografia.

Coloque o testemunho sobre a mesa, e o pêndulo a uma distância de cerca de 1 a 2 cm, e faça as afirmações na presença da pessoa. Para cada uma das afirmações, aguarde o pêndulo se mover e informe-a do diagnóstico, levando em conta o movimento do pêndulo. Se for da sua vontade, proceda à emissão de energia para provocar uma mudança vibracional positiva.

Você pode amplificar o poder do processo de emissão colocando um símbolo de geometria sagrada, como a flor da vida ou merkabah, como base do testemunho. Acima dele, coloque um cristal gerador ou uma pirâmide de quartzo.

Este exercício também pode ser realizado caso a pessoa não esteja presente, procedendo exatamente da mesma forma. Antes de passar para o trabalho de diagnóstico e emissão, a pessoa a ser tratada deve tomar conhecimento do procedimento e dos objetivos, concordando com a emissão e sendo posteriormente informada do diagnóstico.

Para que a mudança vibracional ocorra, pode ser que seja necessário realizar esse exercício por vários dias. O tempo exato é variável, sabendo-se que se completa quando o diagnóstico marcar todas as afirmações como positivas, ou seja, no sentido horário.

Por analogia, é fácil deduzir que o exercício apresentado possa ter outras aplicações com propósitos positivos para a vida de todos. De acordo com os objetivos, o pêndulo como ferramenta de ação vibratória pode desempenhar um papel importante.

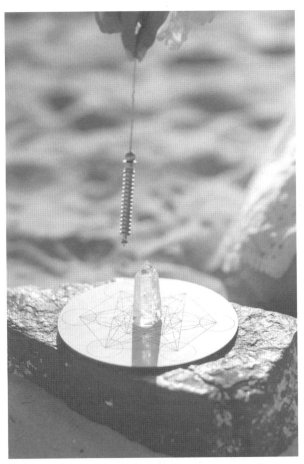

Figura 21 – Processo de emissão com o pêndulo.

MUDANÇA VIBRACIONAL PARA O DESENVOLVIMENTO DE HABILIDADES ESPIRITUAIS

Para o desenvolvimento espiritual por meio dessa prática, Webster (2014) propõe a realização de afirmações que permitam não apenas um diagnóstico, mas também um desenvolvimento. Como no exercício anterior, o leitor deve dizer as seguintes afirmações positivas:

Eu sou o amor divino.
Eu sou o amor universal.
Eu sou um ser espiritual.
Eu sou clarividente.
Eu sou clariaudiente.
Eu sou clarissentivo.
Eu sou claricognitivo.

Como no exercício anterior, para cada uma das afirmações, o leitor deve aguardar o movimento do pêndulo e avaliar se a resposta é positiva ou negativa. Se o movimento for no sentido horário, apenas quando o pêndulo começa a oscilar de um lado para o outro, a emissão acabou. Se a resposta for negativa nas primeiras três afirmações, o leitor deve parar o pêndulo, tocá-lo na mesa e começar a emitir energia, movendo-a no sentido horário. Quando o pêndulo começar a oscilar para frente e para trás, a emissão acabou.

Com relação às quatro afirmações apresentadas, o pêndulo pode avaliar qual das "claris" o leitor desenvolveu. A emissão vibracional que você pode fazer de seguida ajudará o desenvolvimento de seus dons espirituais.

Você pode fazer o trabalho de emissão através do pêndulo, como nos exercícios anteriores, se, na consciência, quiser desenvolver sua comunicação com o mundo espiritual dessa forma[8].

---

8. Para aprofundar seus conhecimentos sobre clarividência, clariaudiência, clarissensibilidade e claricognição, bem como aceder a exercícios de desenvolvimento espiritual nesta área, é aconselhável ler o livro *Espiritualidade para Todos*, de Sofia Rito.

MUDANÇA VIBRACIONAL PARA MUDANÇA DE COMPORTAMENTO PROGRAMADA

Alguns comportamentos estão enraizados e, embora cada pessoa tenha consciência do quanto podem ser prejudiciais à sua saúde ou liberdade individual, não consegue se livrar deles.

Certamente, listá-los é simples. Podemos citar o vício do tabaco ou de bebidas alcoólicas, jogos de azar, dificuldade em emagrecer alicerçada em hábitos alimentares pouco saudáveis, ciúmes, medos, entre outros. Todos esses são alguns dos comportamentos e atitudes que podem ser sabotadores da felicidade de cada um. Considero que na maioria das vezes há consciência do impacto que eles podem ter no nosso dia a dia, e não é incomum ouvirmos as pessoas dizerem que vão parar de fumar ou perder vários quilos. Há consciência, vontade e intenção, mas até que o objetivo seja alcançado, pode haver uma lacuna em que muitos se perdem.

O uso da radiestesia para que possa haver uma mudança de energia capaz de mudar um comportamento programado é possível, mas requer uma reflexão sobre os meandros que levaram a esse comportamento. Tratar o comportamento usando o pêndulo e afirmações positivas diretamente relacionadas ao comportamento pode representar uma tentativa de eliminar o comportamento diretamente. Contudo, se nenhuma tentativa for feita para eliminar a causa, o comportamento pode se manifestar novamente ou o tratamento pode não ser bem-sucedido.

É claro que, para esses exercícios programados de mudança de comportamento, os princípios da "Lei da Atração" em conjunto com a ação do pêndulo são a base do trabalho de cura.

Para uma melhor compreensão do processo, e para que você o replique em outros trabalhos sobre mudança de comportamento programada, vamos usar o exemplo da eliminação do tabagismo.

Encontre um lugar tranquilo onde você não será interrompido. Tenha uma cadeira onde você pode se sentar e uma mesa. Segure o seu pêndulo e diga cada afirmação em voz alta. Note que, após cada afirmação, você precisa esperar o pêndulo balançar. Antes de passar para a próxima declaração, você precisa acertar o pêndulo na mesa uma vez para liberar a energia da declaração anterior. Para esse exercício, é recomendável utilizar um bloco de notas, de maneira que, após a avaliação das resposta do pêndulo, seja possível definir uma estratégia.

Eu fumo há ... anos.

O pêndulo deve dar uma resposta positiva, levando em conta o número correto de anos que a pessoa fuma.

Comecei a fumar por influência de amigos ou colegas.
Comecei a fumar para me afirmar socialmente.
Comecei a fumar numa época em que me sentia emocionalmente instável.
Comecei a fumar para irritar minha família.

O leitor pode definir outras afirmações para avaliar a origem do ato de fumar. Esse exercício é importante, pois o tratamento por meio da radiestesia deve abranger não apenas o ato de fumar, mas também curar o que desencadeou o vício.

Você pode continuar fazendo outras afirmações para entender como o subconsciente está funcionando para que o comportamento seja mantido ou não. Vejamos:

Serei muito mais feliz sem fumar.

O pêndulo deveria dar uma resposta positiva, mas poderia dar uma resposta negativa. Se isso acontecer, é preciso entender o que o ato de fumar esconde da vida da pessoa, de tal forma que ele funcione como uma espécie de terapia de substituição de algo. A importância dessa avaliação é a necessidade de curar algo que está causando o comportamento programado.

Dentro de três meses, vou parar de fumar.

Uma resposta positiva significa que a mente subconsciente começará a trabalhar para liberar o comportamento.

Você vai me ajudar a parar de fumar em três meses?

Uma resposta positiva reiterará as informações anteriores.

Os exemplos de afirmações apresentadas visam ajudar a criar uma estratégia para eliminar comportamentos programados, mas você pode criar suas próprias afirmações, usar todas elas, somente algumas ou até mesmo construir mais. À medida que o tratamento evolui, você pode e deve ir fazendo os ajustes necessários de acordo com as alterações de comportamento que vão surgindo, tais como a redução do consumo, uma maior tranquilidade, diminuição dos níveis de estresse, diminuição dos tremores, entre outros. Cada caso é um caso, e esses são apenas exemplos do que pode acontecer.

Após uma avaliação dos motivos que desencadearam o comportamento programado e da forma como o subconsciente está trabalhando no objetivo, é necessário definir as afirmações para iniciar a emissão com radiestesia. As afirmações são lidas em voz alta, e para isso você precisa segurar o fio do pêndulo e observar o seu comportamento.

Se todas as afirmações fizerem com que o pêndulo oscile no sentido horário, significa que o tratamento está ocorrendo em uma direção positiva. É preciso dar tempo para que as emissões sejam concluídas, e, quando o pêndulo oscilar para frente e para trás, o trabalho será concluído. Depois disso, toque com o pêndulo na mesa uma vez para liberar a energia estagnada e passar para a próxima afirmação.

Se alguma das afirmações ou perguntas levar a um movimento no sentido anti-horário, tome nota para entender o que no nível subconsciente ainda não está sendo abordado. Então, dá-se ao pêndulo o impulso de ir no sentido horário, o que precipita a mudança energética. Quando o pêndulo oscilar de um lado para o outro, a emissão está completa.

Aqui estão alguns exemplos de instruções para esse comportamento programado:

Sou livre e confiante em mim mesmo.

Sou leve e quero estar em uma vibração positiva.

Estou livre de qualquer vício.

Estou livre do ato de fumar.

Vou parar de fumar completamente em 3 meses.

Você vai me ajudar a alcançar esse objetivo?

Como mencionado anteriormente, esses são apenas alguns exemplos de declarações que você pode usar para extinguir o comportamento, ou seja, você pode definir o seu próprio. Analisar, avaliar, experimentar, reavaliar, mudar quando achar que deve. Reanalise e avalie. O processo de constante testagem e avaliação é a chave para o sucesso desse trabalho.

PROJEÇÃO DE PENSAMENTO

A radiestesia realizada através de um pêndulo com potencial de emissão permite projetar pensamentos. Isso permite enviar amor para alguém que se sente triste, acalmar uma pessoa que está passando por um momento de estresse, enviar um pedido de perdão para alguém que, por algum motivo, não pode receber nosso perdão pessoalmente, entre outras projeções. Tenha em mente que para qualquer projeção que você queira enviar, você deve sempre ter em mente o bem maior da pessoa.

Para isso, segundo Caradeau (1999), o pensamento deve ser preciso e focalizado. Quanto maior a sua força mental, melhores os resultados. Essa capacidade de projeção mental pode e deve ser treinada através da meditação.

Você precisará de um testemunho, que pode ser uma fotografia ou um pequeno pedaço de papel comum com o nome completo e a data de nascimento da pessoa, de preferência escritos a lápis. Você pode amplificar o poder da emissão colocando um símbolo de geometria sagrada, como a flor da vida ou a merkabah por baixo do testemunho. Acima dele, coloque um cristal gerador ou uma pirâmide de quartzo.

Realize este exercício em um lugar tranquilo, onde você não será perturbado. Tenha uma cadeira para se sentar, uma mesa à sua frente e siga estes passos:

- Coloque o testemunho sobre a mesa.
- Segure o fio do pêndulo, colocando-o entre 1 e 2 cm acima do testemunho ou acima do cristal, se decidir usá-lo.
- Pense focado no objetivo, por exemplo: acalmar-se, sentir paz e tranquilidade.

- Visualize a pessoa com uma postura calma e pacífica.
- Dê uma ordem ao pêndulo, dizendo *emita*. Dê-lhe o impulso de girar no sentido horário.
- Pronuncie as palavras *acalme-se, sinta paz* e *tranquilidade*, isso enquanto o pêndulo estiver se movendo no sentido horário.
- Quando o pêndulo começar a oscilar de um lado para o outro, a emissão acabou. Nesse momento, toque com o pêndulo na mesa para liberar a energia da emissão que acabou de fazer ou você pode, com o mesmo propósito, pronunciar a palavra *neutro*.

CURANDO RELACIONAMENTOS

A projeção de pensamentos e palavras através da radiestesia também pode ser aplicada à área de relacionamentos, independentemente de qual tipo for.

Naturalmente, esse trabalho deve ter como objetivo a cura e liberação de sentimentos e emoções negativas, transmutando-as em neutras. Apenas dando-lhe neutralidade, estaremos contribuindo para que, após a cura, a pessoa possa ter o livre-arbítrio de continuar com sentimentos negativos ou, ao contrário, desejar estar livre de emoções que diminuem sua vibração.

Ninguém pode alcançar a felicidade se sentimentos negativos em relação a alguém viverem em seu coração. Portanto, deve haver um esforço para transmutá-los em amor, perdão, compaixão e aceitação.

Para este exercício, sugiro uma estrutura criada por Hunter (2015). Como nos exercícios anteriores, é essencial ter um lugar tranquilo onde você não seja perturbado. Você vai precisar de uma cadeira para se sentar, uma mesa à sua frente e seguir estes passos:

- Coloque o testemunho sobre a mesa (podem ser duas fotografias das pessoas envolvidas ou um papel com os dois nomes). Você pode ampliar o poder do tratamento colocando um símbolo de geometria sagrada, como a flor da vida ou a merkabah por baixo do testemunho. Acima dele, coloque um cristal gerador, uma pirâmide de quartzo ou uma pirâmide de quartzo rosa.

- Segure o fio do pêndulo, colocando-o entre 1 e 2 cm acima do testemunho ou do cristal.
- Dê uma ordem ao pêndulo, dizendo *emita*. Dê-lhe o impulso de girar no sentido horário.
- Diga em voz alta: "Transforme formas de pensamento negativas, emoções e memórias entre (nome da pessoa) e (nome da outra pessoa) em formas de pensamento neutras, emoções e memórias".
- Quando o pêndulo começar a oscilar de um lado para o outro, a emissão acabou. Nesse momento, toque com o pêndulo na mesa para liberar a energia da emissão que acabou de fazer ou você pode, com o mesmo propósito, pronunciar a palavra *neutro*.
- Dê uma ordem ao pêndulo novamente, dizendo *emita*. Dê-lhe o impulso de girar no sentido horário.
- Diga em voz alta: "Crie um potencial de harmonia entre (nome da pessoa) e (nome da outra pessoa)".
- Quando o pêndulo começar a oscilar de um lado para o outro, a emissão acabou. Nesse momento, toque com o pêndulo na mesa para liberar a energia da emissão que acabou de fazer ou você pode, com o mesmo propósito, pronunciar a palavra *neutro*.
- Dê uma ordem ao pêndulo novamente, dizendo *emita*. Dê-lhe o impulso de girar no sentido horário.
- Diga em voz alta: "Aumente a consciência da situação entre (nome da pessoa) e (nome da outra pessoa)".
- Quando o pêndulo começar a oscilar de um lado para o outro, a emissão acabou. Nesse momento, toque com o pêndulo na mesa para liberar a energia da emissão que acabou de fazer ou você pode, com o mesmo propósito, pronunciar a palavra *neutro*.

Este último comando destina-se a ajudar cada pessoa a ver o lado humano do outro.

- Dê uma ordem ao pêndulo novamente, dizendo *emita*. Dê-lhe o impulso de girar no sentido horário.

- Diga em voz alta: "(nome da pessoa) e (nome da outra pessoa) agora se veem como seres humanos, aceitam-se, entendem-se, toleram-se, transmutam todos os sentimentos em neutralidade".
- Quando o pêndulo começar a oscilar de um lado para o outro, a emissão acabou. Nesse momento, toque com o pêndulo na mesa para liberar a energia da emissão que acabou de fazer ou você pode, com o mesmo propósito, pronunciar a palavra *neutro*".

O perdão é fundamental para o bem-estar nas relações interpessoais. Contudo, perdão não significa compactuar com um comportamento ou atitude que nos magoa, e sim deixar de lado o insulto ou dano que o acompanha. Se for esse o caso, podemos terminar esse processo com:

- Dê uma ordem ao pêndulo novamente, dizendo *emita*. Dê-lhe o impulso de girar no sentido horário.
- Diga em voz alta: "Eu perdoo e sou livre".
- Quando o pêndulo começa a oscilar de um lado para o outro, a emissão acabou. Nesse momento, toque com o pêndulo na mesa para liberar a energia da emissão que acabou de fazer ou você pode, com o mesmo propósito, pronunciar a palavra *neutro*.

CRIANDO PROSPERIDADE E ABUNDÂNCIA

As palavras *prosperidade* e *abundância* ressoam dentro do nosso ser imediatamente em sensações que produzem mudanças vibracionais que, por sua vez, nos definirão como seres receptivos ou não à riqueza. Na verdade, cada um de nós está disponível de forma diferente para receber abundância. Curiosamente, muitas pessoas não estão abertas a isso em suas vidas.

Para nos desviar de uma maior receptividade à energia da abundância, desde a mais tenra idade recebemos uma série de programações em uma perspectiva negativa do dinheiro, baseadas na ideia de um ser humano dominado pela energia do dinheiro, assumindo comportamentos e atitudes incorretas para que possa tê-lo, não olhando para os meios para alcançar seus objetivos. Infelizmente, essa análise não é totalmente incorreta, embora nem sempre se manifeste, o que significa que nem todas as pessoas são capazes de ter qualquer atitude em relação a enriquecer.

Você está disponível para receber abundância na sua vida? Pergunte ao seu pêndulo. Sua resposta provavelmente é sim, mas você tem que passar por uma autoavaliação para ver se vibra ou não nessa frequência. Quando avalia o desejo de ter dinheiro em sua vida para que você e todos a quem ama possam viver confortavelmente, você pode rapidamente concluir que está aberto a receber abundância em sua vida, pois entende isso como um caminho de energia capaz de lhe dar prazer. Agradeça ao Universo pela vida confortável que o dinheiro lhe proporciona e faça isso sem pensamentos negativos.

No entanto, essa análise também pode ter outras variáveis, como o modo como você cuida do seu dinheiro, o espaço que ele ocupa em sua vida, como o investe, o valor que atribui a ele quando paga por um serviço ou algo de que gosta ou precisa. A energia do dinheiro pode e deve estar ao seu serviço e em movimento para lhe dar prazer.

A seguir estão alguns exemplos de exemplos sobre como você interage com a energia da abundância. A essas propostas podem acrescentar-se outras igualmente válidas e relevantes.

Você acha que deveria ter mais dinheiro? Se a sua resposta foi *sim*, você pode ter uma ou mais destas atitudes comportamentais:

- As notas dentro da sua carteira geralmente estão todas dobradas ou amassadas. *(Deixe o dinheiro respirar, dando-lhe espaço para crescer.)*
- Normalmente, seu dinheiro não está bem guardado. *(O dinheiro deve ter um lugar em sua vida; dê-lhe esse lugar.)*
- Sua carteira tem dimensões pequenas. *(Se a carteira for pequena, ela está dando ao Universo informações de que não precisa de mais dinheiro.)*
- Você canaliza seu dinheiro para vícios ou atividades desnecessárias. *(Você está abusando da abundância; a abundância serve para fazê-lo feliz.)*

Sente que o seu trabalho não é bem remunerado? Se a sua resposta foi *sim*, é provável que para você seja sempre muito importante buscar serviços mais baratos. Tenha em mente que, se o seu principal objetivo é encontrar serviços baratos, você está atraindo pessoas que estão procurando por você, por você oferecer um serviço que também é barato.

Observe que sua atitude e seu comportamento com a energia da abundância reflete-se em si mesmo. Energia é como um bumerangue: o que vai, volta. Se você quer abundância em sua vida, emita essa energia no Universo; espalhe-a e ela voltará para si multiplicada.

Com a ajuda da radiestesia, também podemos aproveitar estratégias previamente definidas para criar abundância. Para tanto, proponho mais um exercício. Você vai precisar de uma cadeira para se sentar, uma mesa à sua frente, um lugar tranquilo onde não será perturbado e um pêndulo egípcio, de preferência de metal dourado. Coloque o gráfico Tetráctys (que se encontra no anexo do QR Code da página 150) sobre a mesa e siga estes passos:

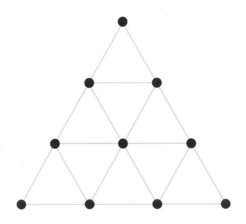

Figura 22 – Tetráctys.

+ Segure o fio do pêndulo, colocando-o entre 1 e 2 cm acima do Tetráctys.
+ Procure acalmar a mente, respire devagar e profundamente, até se sentir completamente calmo.

- Dê uma ordem ao pêndulo, dizendo *emita*. Dê-lhe o impulso de girar no sentido horário.
- Diga em voz alta a seguinte frase: "Eu gosto de dinheiro".
- Quando o pêndulo começar a oscilar de um lado para o outro, a emissão acabou. Nesse momento, toque com o pêndulo na mesa para liberar a energia da emissão que acabou de fazer ou você pode, com o mesmo propósito, pronunciar a palavra *neutro*.
- Dê uma ordem ao pêndulo, dizendo *emita*. Dê-lhe o impulso de girar no sentido horário.
- Diga em voz alta a seguinte frase: "Eu mereço ser rico".
- Quando o pêndulo começar a oscilar de um lado para o outro, a emissão acabou. Nesse momento, toque com o pêndulo na mesa para liberar a energia da emissão que acabou de fazer ou você pode, com o mesmo propósito, pronunciar a palavra *neutro*.
- Dê uma ordem ao pêndulo, dizendo *emita*. Dê-lhe o impulso de girar no sentido horário.
- Diga a seguinte frase em voz alta: "Eu tenho uma vida financeira confortável".
- Quando o pêndulo começar a oscilar de um lado para o outro, a emissão acabou. Nesse momento, toque com o pêndulo na mesa para liberar a energia da emissão que acabou de fazer ou você pode, com o mesmo propósito, pronunciar a palavra *neutro*.
- Dê uma ordem ao pêndulo, dizendo *emita*. Dê-lhe o impulso de girar no sentido horário.
- Diga em voz alta a seguinte frase: "Eu sempre tenho aquilo de que preciso".
- Quando o pêndulo começar a oscilar de um lado para o outro, a emissão acabou. Nesse momento, toque com o pêndulo na mesa para liberar a energia da emissão que acabou de fazer ou você pode, com o mesmo propósito, pronunciar a palavra *neutro*.

- Dê uma ordem ao pêndulo, dizendo *emita*. Dê-lhe o impulso de girar no sentido horário.
- Diga em voz alta a seguinte frase: "O dinheiro é meu amigo".
- Quando o pêndulo começar a oscilar de um lado para o outro, a emissão acabou. Nesse momento, toque com o pêndulo na mesa para liberar a energia da emissão que acabou de fazer ou você pode, com o mesmo propósito, pronunciar a palavra *neutro*.
- Dê uma ordem ao pêndulo, dizendo *emita*. Dê-lhe o impulso de girar no sentido horário.
- Diga em voz alta a seguinte frase: "O dinheiro vem até mim facilmente".
- Quando o pêndulo começar a oscilar de um lado para o outro, a emissão acabou. Nesse momento, toque com o pêndulo na mesa para liberar a energia da emissão que acabou de fazer ou você pode, com o mesmo propósito, pronunciar a palavra *neutro*.
- Dê uma ordem ao pêndulo, dizendo *emita*. Dê-lhe o impulso de girar no sentido horário.
- Diga em voz alta a seguinte frase: "Eu recebo 500 mil reais por ano" (valor de referência; pode ser mais ou menos, de acordo com a sua expectativa).
- Quando o pêndulo começa a oscilar de um lado para o outro, a emissão acabou. Nesse momento, toque com o pêndulo na mesa para liberar a energia da emissão que acabou de fazer ou você pode, com o mesmo propósito, pronunciar a palavra *neutro*.

Este exercício deve ser feito diariamente durante um período definido, mas não inferior a um mês, pois a energia precisa de um período de mudança. Afirmações positivas podem ser alteradas, sempre tendo em mente que devem ser construídas positivamente para que possam atrair eventos positivos.

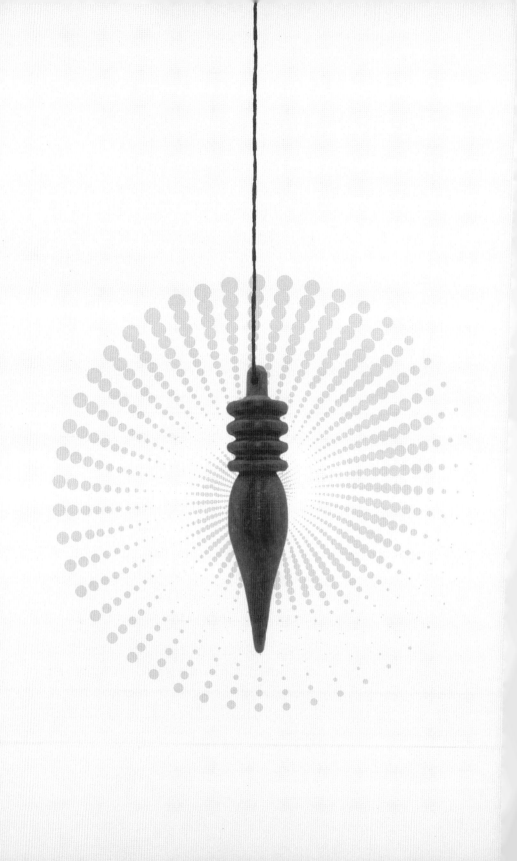

Curando com o pêndulo

A palavra *cura* é forte e deve ser entendida apenas como um processo pelo qual estamos despertando energeticamente um Ser para a autocura. De forma alguma, está a ser proposto um substituto para a medicina convencional.

Sabe-se que transformações positivas já foram alcançadas com esses processos, e por isso faz sentido continuar com a pesquisa, bem como com a tentativa de acelerar os processos de cura por meio da radiestesia, mas não é aconselhável substituir tratamentos cientificamente comprovados.

O processo de cura com o pêndulo pode ser realizado com eficiência tanto presencialmente quanto à distância. Pode até ser considerado mais vantajoso se for feito à distância durante um período de descanso, geralmente durante a noite. Quando a pessoa está dormindo, seu periespírito se desprende um pouco de seu corpo físico, facilitando o trabalho energético e a conexão dos guias espirituais.

Para qualquer emissão com o pêndulo, que será explicada nos passos a seguir, você deve usar um testemunho que pode ser uma fotografia ou um papel com o nome completo e a data de nascimento escritos a lápis. Você também pode amplificar o poder do tratamento colocando um símbolo de geometria sagrada, como a flor da vida ou a merkabah por baixo do testemunho. Acima dele, coloque um cristal gerador ou uma pirâmide de quartzo.

A seguir, será apresentada uma estrutura que você poderá seguir como base de trabalho, ou seja, poderá acrescentar outras "etapas" que considere vantajosas para o processo.

Para o procedimento de cura pendular, propõe-se a seguinte estrutura:
1. Reúna informações sobre a pessoa:
   + Nome completo e data de nascimento;
   + Problemas de saúde que a pessoa apresenta e que são importantes para o trabalho que vai fazer.
2. Conecte-se com seus guias espirituais e, principalmente, peça a presença do Mestre Hilarion, do Arcanjo Rafael e de outros com quem você tenha afinidade. Conecte-se à energia Universal, visualize-se dentro de um tubo de luz, inspire e expire, lenta e profundamente. À medida que você inspira e expira, o tubo de luz se torna cada vez mais definido. Quando conseguir se visualizar completamente dentro de um tubo de luz, faça a invocação: "Querido Poder Superior, eu sou o seu canal de cura e que tudo o que aconteça daqui para frente seja feito para o bem maior de (nome da pessoa). Assim seja e assim será. Grato(a), grato(a), grato(a)".

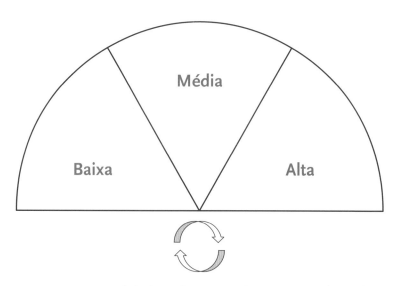

Figura 23 – Capacidade de receber energia de cura no mais alto nível.

3. Use o gráfico da Figura 23 para verificar o quanto a pessoa é receptiva ao tratamento. Caso não esteja em "alta", acima do testemunho, dê a ordem para o pêndulo emitir: "Aumente a capacidade de receber no mais alto nível".
Quando o pêndulo começar a oscilar para frente e para trás, a transmissão termina. Nesse momento, toque com o pêndulo na mesa para liberar a energia da emissão que acabou de fazer ou você pode, com o mesmo propósito, pronunciar a palavra *neutro*.

4. Veja as imagens a seguir, "Vontade de viver no mais alto nível" e "Desejo de vitalidade no mais alto nível", com o objetivo de trazer a vontade da pessoa para a sua própria cura. Tenha em mente que o desejo de viver é diferente de vitalidade; há pessoas com muita vitalidade que se suicidam. Aumentar o desejo de viver permite que você tenha certeza de que a pessoa ou parte do corpo que precisa de cura quer estar presente.

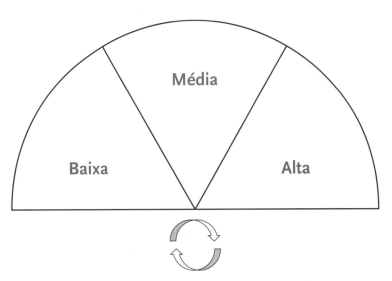

Figura 24 – Vontade de viver no mais alto nível.

Caso não esteja "alto", acima do testemunho, dê a ordem ao pêndulo para emitir: "Mude (nome da pessoa/ou parte do corpo da pessoa) para que tenha vontade de viver".

Quando o pêndulo começa a oscilar para frente e para trás, a transmissão termina. Nesse momento, toque com o pêndulo na mesa para liberar a energia da emissão que acabou de fazer ou você pode, com o mesmo propósito, pronunciar a palavra *neutro*. Veja agora a figura a seguir:

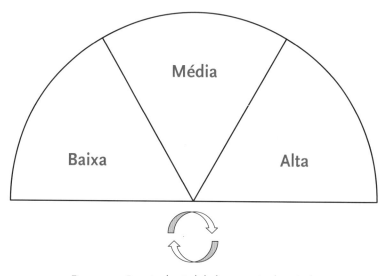

Figura 25 – Desejo de vitalidade no mais alto nível.

Caso não esteja "alto", acima do testemunho, dê a ordem para que o pêndulo emita: "Aumente a vitalidade de (nome da pessoa) ao máximo".

Quando o pêndulo começar a oscilar para frente e para trás, a transmissão termina. Nesse momento, toque com o pêndulo na mesa para liberar a energia da emissão que acabou de fazer ou você pode, com o mesmo propósito, pronunciar a palavra *neutro*.

5. Verifique a cor da radiestesia
No capítulo sobre cores da radiestesia, verificou-se que para cada cor definida pelo pêndulo foi possível avaliar qualitativamente o estado de saúde. Também foi explicado que essas cores não são perceptíveis ao olho humano, são apenas frequências que nos trazem indicadores para que seja possível fazer uma avaliação que permita orientar o processo de cura.
Para este exercício, você deve usar o gráfico da página 67.

Você pode avaliar o estado geral de saúde perguntando a cor da radiestesia emitida por um corpo ou pode ser mais específico, perguntando a cor da radiestesia emitida por um determinado órgão. Se a cor do órgão não for ciano (azul-esverdeado) ou outra que indique um nível ótimo de saúde, como índigo, violeta, ultravioleta e branco, o tratamento e a emissão devem ser realizados.

Sobre o testemunho, ordene que o pêndulo emita: "Mude a cor da radiestesia de (nome da pessoa/parte do corpo da pessoa) para ciano (azul-esverdeado)".

Quando o pêndulo começa a oscilar de um lado para o outro, a emissão acabou. Nesse momento, toque com o pêndulo na mesa para liberar a energia da emissão que acabou de fazer ou você pode, com o mesmo propósito, pronunciar a palavra *neutro*.

Após o tratamento, a frequência mudou, mas depois de um curto período de tempo pode haver uma mudança na cor que você tinha antes de realizá-lo. Isso acontece porque é necessária a continuidade, de preferência nos dias seguintes, para que haja uma mudança efetiva.

O tempo de tratamento é variável, e cada pessoa tem suas especificidades, assim como o problema em si. Somente em um processo de avaliação constante dos resultados é possível encontrar o tempo e a estrutura de tratamento mais adequados. Você também pode perguntar, através de um gráfico de radiestesia, em quantos dias deve repetir o tratamento.

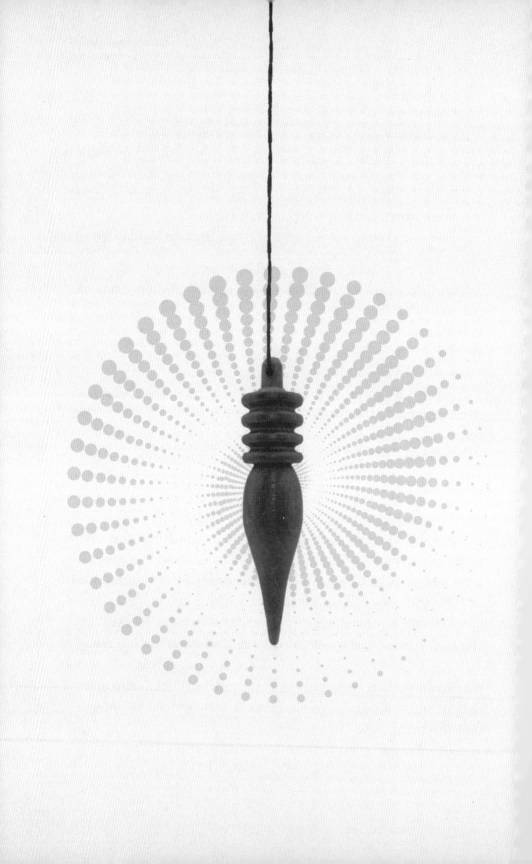

Os chakras

Chakras são centros de energia integrados em seres vivos[9]. São como vórtices que funcionam como válvulas que permitem trocar energia com o mundo exterior. Etimologicamente, a palavra *chakra* significa "roda giratória ou disco", que descreve perfeitamente seu próprio movimento.

Para o equilíbrio do ser humano, é essencial que seus centros de energia estejam equilibrados, e isso significa que eles devem ser saudáveis, harmoniosos e com potencial de energia criativa (criadora). Se esses pressupostos forem assegurados, vibracionalmente, criam-se as condições para que os caminhos do amor, da abundância e da saúde se abram.

Cada chakra tem uma vibração que se traduz na emissão de uma cor e uma certa frequência que se reflete na vida, de acordo com o seu estado emocional, mental e físico.

O estado dos chakras dependerá de como cada indivíduo encara sua realidade, através das emoções que experimenta diante de uma outra determinada realidade, das decisões que toma, dos pensamentos que formula e de outras reações conscientes e inconscientes.

Em conclusão, se formos vigilantes de nós mesmos, podemos ter a percepção do nosso potencial para bloquear nossos chakras e, consequentemente, nossa própria vida. Assim, podemos usar esse conhecimento a nosso favor, trilhando um caminho em direção a uma

---

9. Neste capítulo, o foco do estudo dos chakras será exclusivamente para o ser humano.

vida mais saudável, cuidando da saúde emocional, mental e física, além de trabalhar nosso potencial criativo.

Nesta obra, estudaremos os sete chakras principais localizados na frente do corpo e emparelhados com as costas (ver Figura 26). Existem também muitos chakras menores, especialmente os das palmas das mãos, que têm como principal função a de canalizar a energia de cura, e as das plantas dos pés, que nos permitem enraizar-nos através de visualizações.

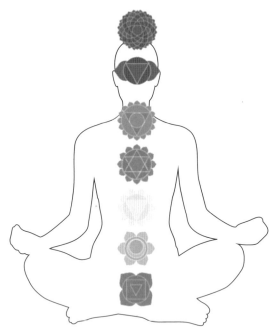

Figura 26 – Os sete chakras principais.

Cada um dos sete chakras principais do corpo físico está relacionado a uma área da vida, o que significa que, quando há bloqueios associados, essa área da vida também é afetada, e isso também pode se manifestar no corpo físico, na mesma zona.

Em suma, cada chakra está associado a uma glândula, a um centro nervoso, a um certo nível de consciência pessoal, a órgãos do corpo físico, a estados mentais e a emoções.

ESTUDO DOS SETE CHAKRAS PRINCIPAIS

1. Chakra Raiz, Base ou Muladhara

LOCALIZAÇÃO: Nos homens, localiza-se no períneo (o ponto entre o ânus e os órgãos sexuais). Nas mulheres, localiza-se na base da coluna. Esse chakra irradia energia verticalmente para baixo, conectando-se à Terra.

COR: Vermelho.

ELEMENTO: Terra.

GLÂNDULAS: Suprarrenais, que são a principal fonte de adrenalina no organismo.

DISFUNÇÕES FÍSICAS, QUANDO DESEQUILIBRADAS: insuficiência renal, estrutura musculoesquelética, intestino grosso, reto, próstata, anemia, pressão arterial baixa (causada pela falta de enraizamento), problemas circulatórios e tensão nervosa.

ÁREA DE VIDA ASSOCIADA: Relaciona-se com os instintos primários de sobrevivência, com sentimentos básicos de medo, segurança, fome e confiança, reflete a relação com o dinheiro, com a casa, com a profissão e com tudo o que é prático.

O chakra raiz é a fonte motriz da força vital para os outros seis chakras principais. Às vezes, esse chakra não está funcionando plenamente, fazendo com que o indivíduo experimente bloqueios de vários tipos em sua vida diária. Isso acontece quando o chakra está muito aberto ou muito fechado. Para que a vida caminhe bem, é importante que ele esteja equilibrado.

Quanto à abertura ou fechamento desse chakra, quando ele está muito aberto, o indivíduo tende a se concentrar demais na vida material, podendo até refletir, em casos extremos, o egocentrismo; quando está mais fechado, há uma sensação de grande exaustão física, além de preocupações de vários tipos e uma sensação de perplexidade. A pessoa sente que sua vida não está avançando e que ela não alcança seus objetivos, mesmo que se esforce para alcançá-los. Ela não se sente realizada nem profissionalmente, nem economicamente.

O funcionamento desarmônico desse chakra também pode levar a comportamentos violentos baseados na insegurança e no medo de que as necessidades básicas não sejam atendidas.

2. Chakra Sexual, Sacro-umbilical ou Svadisthana

LOCALIZAÇÃO: Dois dedos abaixo do umbigo.

COR: Laranja.

ELEMENTO: Água.

GLÂNDULAS: Associado às glândulas sexuais (ovários, próstata e testículos).

DISFUNÇÕES FÍSICAS, QUANDO DESEQUILIBRADAS: Doenças associadas ao sistema reprodutor feminino, como miomas e cistos ovarianos. Doenças associadas ao sistema reprodutor masculino, como cistos testiculares e doenças da próstata. Para ambos os sexos, podem ocorrer dificuldades na concepção, disfunções sexuais, colite, fraqueza no intestino delgado e dores lombares.

ÁREA DE VIDA ASSOCIADA: Está associado a emoções e sentimentos, vícios, sexo, prazer, erotismo e relacionamentos. O funcionamento desse chakra também reflete a energia materna, ou seja, tanto a conexão com a mãe quanto seu próprio autoconceito como mãe/pai.

Quando esse chakra é disfuncional, significa que as emoções e os sentimentos também estão enfraquecidos. Decepções e expectativas frustradas nas relações com os outros podem estar muito presentes.

Se esse chakra está muito aberto, a pessoa sente uma forte necessidade de ter uma vida significativa a dois. Ela pode até já ter uma vida muito feliz a dois, mas ainda sente alguma insatisfação. Além disso, a necessidade de ter um relacionamento feliz com outra pessoa é mais importante do que a relação que tem consigo mesmo(a), o que gera desarmonia e pode causar problemas de autoestima e autoconceito.

Se esse chakra está mais fechado, torna-se difícil expressar os sentimentos, as outras pessoas sempre parecerão mais sensuais e a vida tende a ser irritante. Os relacionamentos não são satisfatórios e tenderão a bloquear a energia desse chakra.

Associado ao papel materno e paterno, quando está em desarmonia, esse chakra pode gerar medos conscientes ou inconscientes em relação a assumir o papel de mãe ou pai. Esses medos que começam a tomar forma no campo áurico podem facilmente se manifestar no campo físico, na forma de patologia.

3. Chakra do Plexo Solar, Centro de Poder ou Manipura

LOCALIZAÇÃO: Plexo solar, ao nível do estômago.

COR: Amarelo.

ELEMENTO: Fogo.

GLÂNDULA: Pâncreas.

DISFUNÇÕES FÍSICAS, QUANDO ESTÁ DESEQUILIBRADO: patologias ao nível do estômago, pâncreas, baço, fígado, vesícula biliar, vértebras lombares, sistema digestivo e área lombar, pois o chakra se manifesta em ambas as partes do corpo, a anterior e a posterior. Ao mesmo tempo, também afeta o sistema nervoso, o que pode resultar em insônia, sentimentos de inferioridade e comportamento agressivo.

ÁREA DE VIDA ASSOCIADA: Esse chakra é o centro do poder pessoal, da independência, da ambição, do controle, do intelecto, da liberdade, da criatividade e da vitalidade. Conectado aos objetivos de vida, desde que não esteja em plena harmonia, dificulta que a pessoa defina metas em sua própria vida.

Associado ao ego, quando está desequilibrado, esse chakra manifesta comportamentos disfuncionais. Quando o ego está muito alto, a pessoa pode ter acessos de cólera e maltratar os outros para se proteger. Se o ego é muito pequeno, a pessoa adota um comportamento submisso e tímido.

Também é importante mencionar que é por meio desse chakra que ocorrem as principais trocas de energia entre as pessoas, já que ele se conecta com o corpo astral e é um dos principais pontos de acesso para captar a energia ao seu redor.

O plexo solar é o centro psíquico-etérico da intuição. É através dele que as pessoas sentem a energia. As pessoas mais sensíveis relatam sentir algum desconforto naquela área, quando estão em determinados lugares ou com determinadas pessoas. É esse chakra que permite que você sinta a energia ao seu redor.

Quando esse chakra está muito aberto, a pessoa adota um caráter extremamente competitivo, com uma postura assertiva e usando o intelecto para tomar decisões. O lado mais perverso desse comportamento faz com que o indivíduo não considere as consequências dos seus atos e, por isso, sacrifique sua própria família e os amigos em favor do poder e reconhecimento que pretende alcançar. Quando não consegue alcançar seus propósitos, a pessoa tende a ser violenta, vingativa, ressentida e explosiva.

De uma perspectiva mais sensitiva, o plexo solar faz com que o indivíduo compreenda facilmente as energias ao seu redor, tornando-se vulnerável. Se esse chakra está mais fechado, a pessoa torna-se insensível a todas as pessoas e energias ao seu redor, mas uma atitude observadora e consciente em relação à vida pode equilibrá-lo.

4. Chakra Cardíaco, Coronário ou Anahata

LOCALIZAÇÃO: Centro do tórax, entre os seios.

COR: verde (na câmara inferior, que se conecta com o amor humano), rosa (na câmara superior, que se conecta com o amor divino). No meio das duas câmaras, no centro do coração, está um espaço sagrado chamado Chama Trina. Esse altar é formado por três chamas, cada uma de uma cor diferente. Uma é rosa, simbolizando o amor; uma é azul, simbolizando o poder; e uma é amarela, simbolizando a sabedoria.

ELEMENTO: Ar.

GLÂNDULA: Timo.

DISFUNÇÕES FÍSICAS, QUANDO ESTÁ DESEQUILIBRADO: Em geral, leva a patologias nos pulmões, no coração, nas mamas e em todo o sistema circulatório. Crises de ansiedade podem surgir, como a sensação de falta de ar.

ÁREA DE VIDA ASSOCIADA: Esse chakra nos fala sobre o amor em geral pelas pessoas ao nosso redor e por nós mesmos; fala de simpatia e empatia, e também de generosidade, força interior e autoestima. Quanto mais altruísta, generoso e alegre for o indivíduo, maior será a abertura e o desenvolvimento desse chakra.

Associado ao timo, tem a ver com o amor incondicional que, por sua vez, se reflete em uma capacidade de transmutação e maior desenvolvimento mediúnico. O funcionamento desse chakra também reflete a conexão com o pai, levando a que a cura dessa relação, se necessário, afete a harmonização desse ponto energético.

Quando esse chakra é muito aberto, as pessoas tendem a colocar os outros em primeiro lugar. Se estiver mais fechado, há uma tendência a desconfiar do amor dos outros, e a pessoa nunca se entrega completamente ou revela seus sentimentos. Para que esse chakra esteja em equilíbrio, é necessário não apenas cultivar a bondade para com os outros e para consigo mesmo, mas também praticar o perdão.

5. Chakra da Garganta, Laríngeo ou Vishuddha

LOCALIZAÇÃO: Base da garganta.

COR: Azul-celeste.

ELEMENTO: Éter, como passagem entre o mundo físico e o mundo espiritual.

GLÂNDULAS: Tireoide e paratireoide.

DISFUNÇÕES FÍSICAS, QUANDO ESTÁ EM DESEQUILÍBRIO: Dor de garganta, queixo e ouvidos, além de alterações no aparelho vocal. Problemas relacionados à tireoide, como hipotireoidismo, hipertireoidismo ou bócio, também podem surgir.

ÁREA DE VIDA ASSOCIADA: É o centro de comunicação e de expressão do indivíduo em seu cotidiano, incluindo a capacidade de ouvir e inspirar. É a comunicação verbal e não verbal, com os outros e consigo mesmo. Então, fisicamente, esse chakra tem a ver com comunicação; emocionalmente, refere-se à independência; mentalmente, lida com o fluxo de pensamentos; e, espiritualmente, é responsável pela sensação de segurança.

Quando esse chakra está muito aberto, há uma capacidade natural de se comunicar e ouvir, o que faz com que a pessoa tenha o dom da palavra. Se esse chakra estiver muito fechado, a pessoa terá dificuldade para falar, de se fazer entender e de ouvir os outros. Como sempre, a pessoa deixa as coisas por dizer e assume uma atitude de submissão à vontade alheia. É no equilíbrio da comunicação que se alcança a harmonia e o pleno funcionamento desse chakra.

6. Chakra da Terceira Visão, Frontal ou Ajna

LOCALIZAÇÃO: No centro da testa, entre as sobrancelhas.

COR: Azul índigo.

ELEMENTO: Com interior.

GLÂNDULA: Pituitária (hipófise).

DISFUNÇÕES FÍSICAS QUANDO DESEQUILIBRADO: Fraquezas no sistema nervoso central, nos olhos, nos ouvidos e no nariz. Ligado à hipófise, pode se manifestar na forma de sinusite, catarata e problemas endócrinos.

ÁREA DE VIDA ASSOCIADA: Ligado à intuição, ao subconsciente e ao inconsciente, refere-se às percepções psíquicas e se conecta com todos os níveis da criação. É através desse chakra que se compreende a manifestação da cocriação de diferentes realidades. Por ser o chakra da espiritualidade superior, é aquele que permite ao indivíduo enxergar além do plano físico.

Desequilibrado, leva o indivíduo a negar sua espiritualidade, a não aceitar sua sensibilidade e a optar por um estilo de vida baseado em tudo o que pode controlar racionalmente.

Quando esse chakra está muito aberto, a pessoa se concentra demais no seu intelecto e nos fatos para tomar decisões, procura racionalizar tudo e tenta influenciar os pensamentos dos outros. Se esse chakra está muito fechado, a pessoa não acredita que possa atrair abundância para sua vida, seja qual for a área. Esse chakra será capaz de alcançar um maior equilíbrio se houver um compromisso com o desenvolvimento espiritual.

7. Chakra da Coroa Chakra, Coronário ou Sahasrara

LOCALIZAÇÃO: Parte superior do crânio.

CORES: Violeta ou branco.

ELEMENTO: Luz interior.

GLÂNDULA: Pineal.

DISFUNÇÕES FÍSICAS, QUANDO DESEQUILIBRADO: Principalmente ligadas ao cérebro como um todo e, quando disfuncionais, podem resultar em enxaquecas, insônia, histeria e comportamentos inadequados em geral.

ÁREA DE VIDA ASSOCIADA: É o chakra do propósito e destino divinos. Fonte de manifestação das energias de todos os outros chakras, é o chakra que faz a conexão com o plano espiritual. Aqui, nós nos fundimos com o Eu Superior, a partir do qual começamos nossa jornada existencial e para onde retornaremos no final da evolução. Assim como o Chakra Raiz revela a conexão com a Mãe Terra, o Chakra Coronário mostra a conexão com o Pai Celestial, o Criador, refletindo a conexão com o Plano Divino.

Esse chakra é também a porta de entrada para a conexão com o espírito e com os chakras transpessoais. Quando esse chakra é disfuncional, a pessoa sente falta de fé, atribui suas dificuldades e bloqueios aos outros e assume que tem azar. Pode começar a revelar sentimentos de arrogância, depressão e de repúdio generalizado. Dessa forma, ela faz com que surjam em seu caminho mais dificuldades e bloqueios que ela mesma projeta, com sua descrença. Os guias espirituais não podem mais se comunicar com essa pessoa, porque ela se recusa a aceitar conselhos e até mesmo a acreditar neles.

Esse chakra se abre à medida que o desenvolvimento espiritual ocorre e nunca abre muito. Quando ele está mais fechado, deve haver um investimento maior no desenvolvimento espiritual.

ANÁLISE DOS CHAKRAS COM A RADIESTESIA

Agora que você entende completamente a importância dos chakras, conhece sua localização e os reflexos que suas desarmonias podem ter na vida de cada um, certamente conseguirá realizar uma rápida autoavaliação de seus chakras sem precisar recorrer a nenhuma ferramenta. Basta que você avalie sua própria vida, que a entenda, que se permita olhá-la "sem filtro", assumindo a responsabilidade pelo seu presente para construir conscientemente o seu futuro.

Naturalmente, você é capaz de entender os bloqueios com os quais está lutando, então só precisa associá-los aos chakras correspondentes. Você também pode identificar os bloqueios que se manifestam em seu corpo físico na forma de doenças, como nódulos, rupturas, infecções, entre outras desarmonias, associando essa área ao chakra correspondente.

O próximo objetivo é mostrar como, através da radiestesia, podemos avaliar os chakras, bem como harmonizá-los. É possível realizar esse exercício de três maneiras diferentes com o mesmo objetivo e obtendo os mesmos resultados. Os dois primeiros exercícios são realizados apenas na presença da pessoa; o terceiro pode ser realizado remotamente, usando um testemunho.

Exercício de Avaliação e Harmonização de Chakras I

Para a realização desse primeiro exercício, a pessoa deve estar presente. O ideal é que se tenha uma marquesa ou um lugar onde possa se deitar confortavelmente. Você também precisará de um pêndulo de cura, idealmente feito de madeira.

O lugar deve ser tranquilo, e pode-se criar uma atmosfera mais harmoniosa tocando música relaxante. Depois que a pessoa estiver confortavelmente deitada de costas, peça-lhe que feche os olhos e que tente respirar lenta e profundamente, para alcançar um estado de maior relaxamento.

Se desejar, você pode solicitar a presença de seus guias espirituais para ajudá-lo no trabalho que fará a seguir. Como essa etapa não é obrigatória e nem crucial para o sucesso do procedimento, a radiestesia funcionará da mesma forma. Trata-se apenas uma opção de trabalho para o terapeuta.

- Segure o fio do pêndulo, posicionando-o em torno de um palmo acima do chakra raiz, e ele naturalmente começará a se mover. Se o seu movimento for circular, no sentido horário, como previamente programado, significa que o chakra está harmonizado. Se o pêndulo se mover no sentido anti-horário, significa que há bloqueios.

Também pode acontecer de o pêndulo apresentar outros movimentos bruscos, como "puxar fortemente" e traçar trajetórias irregulares. Esses movimentos são alertas que podem refletir desarmonias nos chakras e consequentemente na vida, até mesmo no corpo físico do indivíduo.

- O mesmo exercício deve ser repetido para o chakra sexual, o chakra do plexo solar, o chakra cardíaco, o chakra da garganta, o chakra da coroa e o chakra da terceira visão. Com relação a este último, devido à sua conexão com a intuição e o subconsciente, acontece em alguns casos que o pêndulo descreve um caminho triangular, o que não significa um bloqueio. Ao contrário, quanto maior o vértice do triângulo, maior o desenvolvimento intuitivo e espiritual da pessoa.

- Após avaliar todos os chakras, chegou a hora de prosseguir com o tratamento, ou seja, a harmonização dos chakras que estavam desequilibrados. Para isso, dê ao pêndulo a seguinte ordem para emitir: "Equilibre o chakra (nome)". O pêndulo descreverá um caminho circular no sentido horário à medida que emite.

- Quando o pêndulo começar a oscilar de um lado para o outro, a emissão acabou. Nesse momento, toque uma superfície sólida com o pêndulo para liberar a energia da emissão que acabou de fazer ou você pode, com o mesmo propósito, pronunciar a palavra *neutro*.

Após a realização do exercício, é importante conversar com a pessoa cujos chakras foram analisados, pois se houve uma alteração energética que gerou um ou mais bloqueios, isso pode acontecer novamente se não houver uma tomada de consciência que provoque alterações comportamentais e decisões a serem tomadas no futuro.

Outro aspecto a destacar diz respeito aos bloqueios que se manifestam no corpo físico sob a forma de doenças. Desarmonias nos chakras podem ser alertas de fraquezas nos órgãos.

Exercício de Avaliação e Harmonização de Chakras II

Para realizar esse segundo exercício, a pessoa deve estar presente, sentada em uma cadeira, com as costas retas e os pés perfeitamente apoiados no chão. Você também precisará de um pêndulo de cura, idealmente feito de madeira.

O local onde o exercício será realizado deve ser tranquilo, sem perturbações. Você pode pedir para a pessoa fechar os olhos, respirar lenta e profundamente, a fim de alcançar um estado de maior relaxamento. Peça-lhe que coloque as mãos sobre os joelhos, com as palmas votadas para cima.

Se desejar, você pode, como no exercício anterior, solicitar a presença de seus guias espirituais para ajudá-lo no trabalho que fará a seguir.

- Segure o fio do pêndulo, colocando o pêndulo em torno de um palmo na frente do chakra raiz, e ele começará a se mover. Se o movimento for circular, no sentido horário, como previamente programado, significa que o chakra está harmonizado. Se o pêndulo se mover no sentido anti-horário, ele reflete a existência de bloqueios.

Também pode acontecer de o pêndulo apresentar outros movimentos bruscos, como "puxar fortemente" e traçar trajetórias irregulares. Esses movimentos são alertas que podem refletir desarmonias nos chakras e consequentemente na vida e no corpo físico do indivíduo.

- O mesmo exercício deve ser repetido para o chakra sexual, chakra do plexo solar, chakra cardíaco, chakra da garganta, chakra da terceira visão e chakra da coroa.

- Após avaliar todos os chakras, chegou a hora de prosseguir com o tratamento, ou seja, com a harmonização dos chakras que estavam desequilibrados. Para isso, dê ao pêndulo a ordem para emitir: "Equilibre o chakra (nome)". O pêndulo descreverá um caminho circular no sentido horário à medida que emite.
- Quando o pêndulo começar a oscilar de um lado para o outro, a emissão acabou. Nesse momento, toque uma superfície sólida com o pêndulo para liberar a energia da emissão que acabou de fazer ou você pode, com o mesmo propósito, pronunciar a palavra *neutro*.

Como no exercício anterior, ao final do procedimento, é importante compartilhar informações sobre a avaliação dos chakras com a pessoa que foi tratada, para proporcionar a ela uma oportunidade de conscientização. Dessa forma, a pessoa pode se tornar ativa em seu processo de autocura, conhecendo suas fragilidades e refletindo sobre como elas podem gerar mudanças positivas em sua vida.

Exercício de Avaliação e Harmonização de Chakras III

O terceiro exercício será realizado à distância. Para isso, você, precisará de um pêndulo de cura, idealmente feito de madeira, além do mapa de chakras (use o Gráfico 6, presente no QR Code da página 150) e de um testemunho que identifique a pessoa a ser analisada e tratada. Você também precisará de uma mesa e cadeira. O local onde o exercício será realizado deve ser tranquilo, sem perturbações.

Como nos exercícios anteriores, você pode solicitar a presença de seus guias espirituais para ajudá-lo no trabalho que fará a seguir.

- Comece colocando o testemunho dentro do decágono.
- Segure o fio do pêndulo, posicionando o pêndulo a cerca de 1 a 2 cm do mapa de chakras, começando pelo Chakra Raiz. Espere o pêndulo balançar. Quando o pêndulo se move no sentido horário, significa que o chakra está em equilíbrio, e quando se move no sentido anti-horário significa que o chakra está desequilibrado.

Acrescenta-se ainda que o pêndulo pode apresentar outros movimentos bruscos, como puxar fortemente e traçar trajetórias irregulares. Esses movimentos são alertas que podem refletir desarmonias nos chakras e consequentemente na vida e no corpo físico do indivíduo.

- O mesmo exercício deve ser repetido para o chakra sexual, chakra do plexo solar, chakra cardíaco, chakra da garganta, chakra da coroa e chakra da terceira visão e chakra da coroa. Especificamente neste último, o pêndulo pode descrever um caminho triangular, mas que não representa um bloqueio. Ao contrário, quanto maior o vértice do triângulo, maior o desenvolvimento intuitivo e espiritual da pessoa.

- Após avaliar todos os chakras, chegou a hora de prosseguir com o tratamento, ou seja, com a harmonização dos chakras que estavam desequilibrados. Para fazer isso, dê ao pêndulo a ordem para emitir: "Equilibre o chakra (nome)". O pêndulo descreverá um caminho circular no sentido horário à medida que emite.

- Quando o pêndulo começar a oscilar de um lado para o outro, a emissão acabou. Nesse momento, toque uma superfície sólida com o pêndulo para liberar a energia da emissão que acabou de fazer ou você pode, com o mesmo propósito, pronunciar a palavra *neutro*.

Ao final do tratamento, mesmo que você não esteja na presença da pessoa tratada, é essencial fornecer gentilmente informações escritas ou em áudio sobre o trabalho realizado.

Radiestesia aplicada a animais

A radiestesia pode ser usada para detectar, no corpo de animais, obstruções que podem levar a doenças. Segundo Arbó (2009), a radiestesia era muito utilizada nesse contexto em diversos tipos de animais, principalmente no meio rural e no campo. Essa prática era muito comum em países como França, Alemanha e Inglaterra, e já é praticada há mais de 50 anos.

Na verdade, essa prática é bastante útil se pensarmos que os animais raramente se queixam de algo e que é difícil detectar de que problema de saúde sofrem. Às vezes, os cuidadores sentem que seu animal de estimação não está em perfeita saúde, mas não conseguem identificar a origem do problema porque não se comunicam na mesma língua.

O procedimento de avaliação da radiestesia em animais baseia-se nos mesmos fundamentos que se aplicam aos seres humanos. Nesse trabalho, o estudo será apenas em cães e gatos, podendo ser replicado, seguindo os mesmos princípios, para outros animais.

Para esse procedimento, você, deve escolher um local que tenha a tranquilidade necessária e precisa ter um pêndulo de cura, de preferência feito de madeira.

Se desejar, você pode solicitar a presença de seus guias espirituais para ajudá-lo no trabalho que fará a seguir. Uma vez que essa etapa não é obrigatória para o sucesso do procedimento, é apenas uma opção de trabalho para o terapeuta.

Na presença do animal, coloque-o em uma posição confortável. Em seguida, em uma atitude exploratória, balance o pêndulo alguns centímetros acima do seu corpo. Movimentos harmoniosos no sentido horário revelam o equilíbrio no corpo do animal. Por outro lado, movimentos anômalos e estranhos são indicativos de desequilíbrios.

Posteriormente, essas informações devem ser verificadas com ajuda veterinária para que seja dado o tratamento adequado.

CHAKRAS EM ANIMAIS

Assim como nos seres humanos, os chakras também existem nos animais e têm as mesmas designações e cores, além de desempenharem um papel importante em seu equilíbrio geral. A principal diferença em relação aos humanos é o alinhamento dos chakras, que estão posicionados horizontalmente.

A avaliação dos chakras permite detectar bloqueios que podem estar influenciando negativamente o estado do animal e, assim, proceder ao seu tratamento, seja qual for a opção.

Nesse contexto, e de acordo com a avaliação, você pode optar por um tratamento utilizando técnicas de radiestesia, outros tratamentos energéticos ou, ainda, recorrendo a serviços veterinários, bem como mudanças de atitude e comportamento com o animal, se as causas forem emocionais.

As figuras a seguir ilustram a localização dos chakras no gato e no cão:

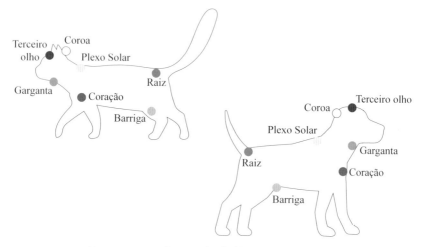

Figura 27 – Localização de chakras em cães e gatos.

Em seguida, informações básicas serão fornecidas para uma melhor compreensão dos chakras nos animais, bem como técnicas de cura para harmonizar esses pontos energéticos.

1. Chakra Raiz, da Base ou Muladhara

LOCALIZAÇÃO: Extremidade inferior da medula espinhal, associada ao ânus.

COR: Vermelho.

ELEMENTO: Terra.

ÓRGÃO ASSOCIADO: Suprarrenais, pois são a principal fonte de adrenalina no organismo.

DISFUNÇÕES, QUANDO DESEQUILIBRADO: Medo, raiva e instintos de sobrevivência excessivos, constipação e fraquezas nos membros inferiores.

TÉCNICAS DE HARMONIZAÇÃO: Dispor de tempo de qualidade com o animal, de preferência em contato com a terra e no campo; proporcionar-lhe momentos para correr, brincar e dançar.

2. Chakra Sexual, Sacro-umbilical ou Svadisthana

LOCALIZAÇÃO: Abaixo do abdômen e acima da pelve.

COR: Laranja.

ELEMENTO: Água.

ÓRGÃO ASSOCIADO: Sistema urinário e órgãos sexuais.

DISFUNÇÕES, QUANDO DESEQUILIBRADO: Disfunções sexuais, dificuldades para urinar, dor nas costas, ciúmes e comportamento possessivo.

TÉCNICAS DE HARMONIZAÇÃO: Proporcionar momentos de brincadeira com o animal próximo à água, como em uma praia ou rio; dar um banho nele, limpando cuidadosamente todos os centros de energia.

3. Chakra do Plexo Solar, Centro do Poder ou Manipura

LOCALIZAÇÃO: Plexo solar, ao nível do estômago.

COR: Amarelo.

ELEMENTO: Fogo.

ÓRGÃO ASSOCIADO: Pâncreas.

DISFUNÇÕES, QUANDO EM DESEQUILÍBRIO: Dificuldades digestivas, perda de apetite, falta de energia; pode haver medo excessivo e alguns momentos de agressão.

TÉCNICAS DE HARMONIZAÇÃO: Acaricie a região da barriga do seu pet. Busque meditar junto com o animal, trazendo energia para aquele centro de energia (plexo solar).

4. Chakra Cardíaco, Coronário ou Anahata

LOCALIZAÇÃO: Centro do tórax.

COR: Verde.

ELEMENTO: Ar.

ÓRGÃOS ASSOCIADOS: Coração e pulmões.

DISFUNÇÕES, QUANDO EM DESEQUILÍBRIO: Medo, problemas cardíacos, dificuldade em expressar emoções.

TÉCNICAS DE HARMONIZAÇÃO: Proporcionar momentos de amor e compartilhamento com o animal; conectar seu chakra cardíaco com o chakra cardíaco do animal para que ele possa se sentir seguro.

5. Chakra da Garganta, Laríngeo ou Vishuddha

LOCALIZAÇÃO: Base da garganta.

COR: Azul-celeste.

ELEMENTO: Éter, como passagem entre o mundo físico e o mundo espiritual.

ÓRGÃOS ASSOCIADOS: Tireoide e paratireoide.

DISFUNÇÕES, QUANDO DESEQUILIBRADO: Dificuldade de comunicação, teimosia, dificuldade em aceitar instruções.

TÉCNICAS DE HARMONIZAÇÃO: Cantar e conversar com o animal; assumir uma atitude e um comportamento relaxados; ouvir músicas e mantras.

6. Chakra da Terceira Visão, Frontal ou Ajna

LOCALIZAÇÃO: Entre os olhos, acima do nariz.

COR: Azul anil e violeta.

ELEMENTO: Som interior.

ÓRGÃO ASSOCIADO: Pituitária (hipófise).

DISFUNÇÕES FÍSICAS QUANDO DESEQUILIBRADO: Problemas de visão, dificuldades de concentração, perda do equilíbrio de coordenação, dores de cabeça.

TÉCNICAS DE HARMONIZAÇÃO: Cura com cristais, meditação com o animal.

7. Chakra da Coroa, Coronário ou Sahasrara

LOCALIZAÇÃO: Parte superior do crânio.

COR: Violeta ou branco.

ELEMENTO: Luz interior.

ÓRGÃOS ASSOCIADOS: Glândula pineal, sistema nervoso e medula espinhal.

DISFUNÇÕES FÍSICAS, QUANDO DESEQUILIBRADO: Depressão, desenraizamento energético e espiritual, desconexão da fonte de energia, perda de entusiasmo.

TÉCNICAS DE HARMONIZAÇÃO: Cura com cristais, meditação com o animal.

Agora que você tem um conhecimento geral sobre os chakras em animais e é capaz de identificar sua localização, características, implicações na qualidade de vida e desequilíbrio, proponho realizar um exercício de radiestesia para avaliar os chakras dos animais e, posteriormente, tratá-los.

EXERCÍCIO DE AVALIAÇÃO E HARMONIZAÇÃO DE CHACKRAS

Esse exercício pode ser realizado na presença do animal, embora usando um mapa de chakras de cão ou gato dependendo do caso (ver na página 110 ou no QR Code da página 150, referentes a gatos e cães, respectivamente), evitando assim a avaliação direta sobre o próprio corpo. Dessa forma, pretendem-se evitar possíveis constrangimentos e interrupções durante o exercício, pois nem sempre o animal permanece imóvel.

Para isso, você, precisará de um pêndulo de cura, idealmente feito de madeira, de um mapa de chakra e de um testemunho que identifique o animal a ser analisado e tratado. Também precisará de uma mesa e de uma cadeira. O local onde você vai realizar o exercício deve ser tranquilo, sem perturbações.

Assim como nos exercícios anteriores, você pode solicitar a presença de seus guias espirituais para ajudá-lo no trabalho que fará a seguir.

- Comece colocando o testemunho dentro do decágono.
- Segure o fio do pêndulo, posicionando o pêndulo a cerca de 1 a 2 cm do mapa de chakras, começando pelo Chakra Raiz. Espere o pêndulo balançar. Caso ele se mova no sentido horário, significa que o chakra está em equilíbrio; se se mover no sentido anti-horário, isso significa que o chakra está desequilibrado. Acrescenta-se ainda que o pêndulo pode apresentar outros movimentos bruscos, como "puxar fortemente" e traçar trajetórias irregulares. Esses movimentos são alertas que podem refletir desarmonias nos chakras e consequentemente na vida e no corpo físico do pet.
- O mesmo exercício deve ser repetido para o chakra sexual, chakra do plexo solar, chakra cardíaco, chakra da garganta, chakra da terceira visão e chakra da coroa.
- Após avaliar todos os chakras, chegou a hora de prosseguir com o tratamento, ou seja, com a harmonização dos chakras que estavam

desequilibrados. Para isso, dê ao pêndulo a ordem para emitir: "Equilibre o chakra (nome)". O pêndulo descreverá um caminho circular no sentido horário à medida que emite.

+ Quando o pêndulo começar a oscilar de um lado para o outro, a emissão acabou. Nesse momento, toque uma superfície sólida com o pêndulo para liberar a energia da emissão que acabou de fazer ou você pode, com o mesmo propósito, pronunciar a palavra *neutro*.

Ao final do tratamento, mesmo que você não esteja na presença do responsável pelo animal tratado, é essencial fornecer gentilmente informações escritas ou em áudio sobre o trabalho realizado. A esse tratamento de radiestesia podem ser adicionadas as técnicas de harmonização sugeridas na descrição dos chakras.

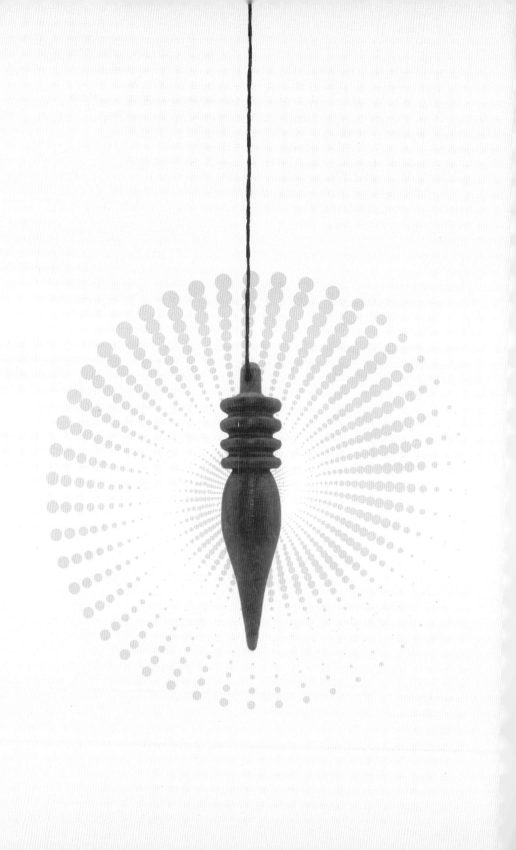

Pêndulo hebreu

O pêndulo hebreu tem sua origem atribuída ao radiestesista francês Jean de La Foye. Esse radiestesista realizou experimentos criando um pêndulo cilíndrico, raiando-o de um dos lados para despolarizá-lo e usando palavras hebraicas. La Foye acreditava que através desse instrumento poderia estar mais perto de curar muitas pessoas. Na verdade, esse radiestesista revelou um profundo conhecimento de como a energia funciona, conseguindo provocar mudanças energéticas positivas com o uso de seu pêndulo.

A escolha da língua hebraica, e não de qualquer outra, vem das informações contidas no *Livro do Conhecimento: As Chaves de Enoque*, onde é revelado que o corpo humano é composto por códigos de combinação de DNA, que são letras em hebraico. Naturalmente, com o uso de um pêndulo com etiquetas hebraicas, a transformação da energia se torna mais rápida e eficiente porque o DNA reconhece essa língua. Ao mesmo tempo, o hebraico se torna universal, e o potencial desse pêndulo assume uma dimensão maior.

Juntamente com o radiestesista Jean de La Foye, colaboraram o radiestesista e cabalista Jean Bardet, cujas pesquisas e experiências constituem as primeiras bases de estudo sobre o pêndulo hebreu. Bardet, descobrindo a influência energética das letras hebraicas, desenvolveu a Teoria da Energia da Influência da Forma.

Posteriormente, outro radiestesista francês, Pierre Heli, deu continuidade aos estudos já iniciados por La Foye e Bardet, a quem a origem do pêndulo hebreu costuma ser erroneamente atribuída.

No entanto, esse radiestesista desempenhou um papel fundamental na criação deste, pois provavelmente foi o principal responsável pela difusão da técnica no século XX.

CARACTERÍSTICAS

O pêndulo hebreu tem a forma de um cilindro de 5 a 7 cm de altura e 3 cm de diâmetro. É artesanal e geralmente encontrado em madeira de faia, carvalho, nogueira e pinho, mas. pode ser de qualquer outra madeira com a qual o terapeuta tenha afinidade.

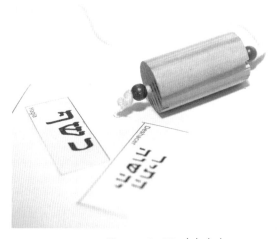

Figura 28 – Pêndulo hebreu.

É perfurado longitudinalmente no centro, por onde passará um fio de algodão branco de 13 a 14 cm de comprimento, o que lhe permitirá inverter sua posição.

Possui dupla polaridade, o que significa que tem duas faces:
- 1ª Face: Lisa – Sua principal função é diagnosticar desequilíbrios. Representa a polaridade negativa.
- 2ª Face: Estriada – Sua principal função é o tratamento e a impressão de energia através de etiquetas em hebraico. Representa a polaridade positiva.

Para adicionar ao pêndulo hebreu, o radiestesista deve ter um conjunto de etiquetas com palavras hebraicas e um elástico para que possa prendê-las ao pêndulo quando este for utilizado. Dentro desse conjunto de etiquetas, deve haver dois subconjuntos: um com etiquetas para detectar desequilíbrios e outro para emitir informações que entrarão em ressonância com o receptor.

As etiquetas que são usadas para modificar o estado energético visam criar mudanças no sistema bioenergético (aura), incorporando uma mudança que substitui a anterior. Isso levará a uma mudança na vibração, que levará a um maior relaxamento, trazendo benefícios para a saúde.

AS SETE CAMADAS DA AURA

O pêndulo hebreu trabalhará energeticamente e diretamente nas camadas áuricas, seja com a pessoa deitada em uma mesa ou com a ajuda de um mapa de chakras.

O corpo humano possui sete camadas de aura que devem estar completamente limpas, fortes, em harmonia e equilibradas. Caso contrário, influenciarão negativamente as outras e, consequentemente, o Ser a quem pertencem. Cada camada de aura se especializa em uma parte do ser. São elas:

- **Camada 1 – Corpo:** A mais próxima do corpo físico, ligado às sensações físicas.
- **Camada 2 – Corpo Emocional:** Emoções pessoais.
- **Camada 3 – Corpo Mental:** Ligado aos pensamentos.
- **Camada 4 – Corpo Astral:** Relacionado às emoções eu/tu; eu amo a humanidade.
- **Camada 5 – Padrão Etérico:** Vontade Superior.
- **Camada 6 – Celestial:** Amo universalmente.
- **Camada 7 – Ketérica ou causal:** Conceitos superiores.

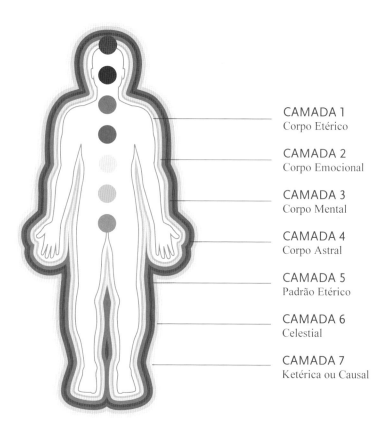

Figura 29 – Camadas da aura.

A harmonia entre todas as camadas é essencial para que o Ser esteja em equilíbrio. Por exemplo, se a camada 3 sofrer uma decepção por causa de uma questão mal planejada em nível profissional, e se essa mesma pessoa acumular frustração por não conseguir encontrar uma alternativa, esse bloqueio pode influenciar negativamente a segunda camada (a emocional), gerando um conflito interno. Se essa mesma frustração não for curada, ela pode se manifestar na camada 1, a camada etérica, dando origem ao início do processo de somatização do corpo físico, que pode se manifestar na forma de doença.

ETIQUETAS

Para o pleno funcionamento do pêndulo hebreu, são necessárias etiquetas com palavras escritas em hebraico, que serão colocadas, com o auxílio de um elástico, junto ao pêndulo. Esse elástico deve ser colocado de forma que não interfira em nenhuma parte das letras, para que não afete a vibração da palavra. As etiquetas devem ser colocadas da direita para a esquerda.

Os vários grupos de etiquetas são os seguintes:

- diagnóstico;
- tratamento;
- equilíbrio dos chakras;
- teste de ambientes;
- limpeza de ambientes;
- limpezas energéticas;
- crescimento pessoal.

O potencial do pêndulo hebreu é amplo. Ele vai desde o diagnóstico até mudanças energéticas de simples a profundas, dependendo principalmente do conhecimento, da experiência, da dedicação e da disciplina na realização dessa prática. As ondas de forma emitidas por esse pêndulo são reforçadas pelas letras hebraicas que são consubstanciadas em palavras, fazendo com que a energia ressoe no lugar do campo eletromagnético do corpo ou local onde será aplicado. Por isso, o pêndulo hebreu oferece um potencial maior do que os outros, embora seu modo de operação seja diferente, o que consequentemente lhe dá outra amplitude no trabalho de cura, mas também algumas limitações.

A seguir, você, terá a oportunidade de realizar dois exercícios com o pêndulo hebreu. No primeiro, o objetivo será diagnosticar os desequilíbrios nas camadas áuricas. Para a realização desse exercício, você terá que fazê-lo com outra pessoa.

No segundo exercício, pretende-se que, através da prática de imprimir com o pêndulo hebreu, o praticante faça mudanças vibracionais em si mesmo.

Exercício para avaliar as camadas áuricas

Para a realização desse primeiro exercício, a outra pessoa deve estar presente. O ideal é que você tenha uma marquesa, sugerindo que a pessoa se deite de bruços. Também precisará do pêndulo hebreu virado com o lado plano para baixo, ou seja, com a face de detecção.

Durante esse exercício, é essencial que a pessoa se sinta confortável, por isso, você pode até optar por colocar um cobertor por cima dela, a fim de manter seu corpo aquecido. Também pode colocar uma música relaxante, para ajudar a criar uma atmosfera mais harmoniosa. O local deve ser silencioso, garantindo que durante o tratamento você não seja interrompido.

Depois que a pessoa estiver confortavelmente deitada de bruços, peça-lhe que feche os olhos e que tente respirar lenta e profundamente, para alcançar um estado de maior relaxamento.

Então, segure o fio do pêndulo, posicionando o pêndulo a cerca de 3 cm do corpo acima de cada chakra, com exceção dos chakras da raiz e da coroa, onde a contagem de camadas começa horizontalmente. Lembre-se de que esta é a distância para a primeira camada áurica.

Faça de 4 a 7 oscilações com seu pêndulo (movimentos de vai e vem) e suba 5 cm até a próxima camada áurica, até chegar à sétima camada áurica. Toda vez que escalar uma nova camada com o pêndulo, você precisa dizer em voz alta o número da camada que está sendo testada.

Considerando que o movimento que você utiliza para realizar o teste na camada é através de oscilações para frente e para trás, quando o pêndulo inicia o movimento circular, significa que há um desequilíbrio naquele chakra e especificamente naquela camada.

O mesmo procedimento deve ser realizado para todos os chakras: Raiz, Sexual, Plexo Solar, Cardíaco, Garganta, Terceira Visão e Coroa. Ao realizar os testes nas várias camadas áuricas de cada chakra, você deve anotar o resultado da sua avaliação.

Ao final da avaliação, você deve gentilmente transmitir informações verbais ou escritas sobre o trabalho realizado, a fim de proporcionar uma conscientização da pessoa, levando em conta os possíveis desequilíbrios encontrados nos chakras dela. Ao mesmo tempo, terapias energéticas que levam a uma maior harmonização podem ser pesquisadas.

Exercício de Crescimento Pessoal com o Pêndulo Hebreu

Este exercício pode ser realizado no decorrer do anterior, a fim de responder aos desequilíbrios encontrados e indicar estratégias de reequilíbrio. Também pode ser usado simplesmente como uma estratégia de mudança vibracional com vista ao crescimento pessoal.

O procedimento é provavelmente o mais simples de realizar com o pêndulo hebreu. Sua simplicidade não corresponde ao enorme potencial que apresenta para provocar mudanças energéticas positivas na vida daqueles que a praticam.

Para realizar esse exercício, você precisará do pêndulo hebreu e utilizará a face de impressão, ou seja, a face estriada. Também vai precisar das etiquetas que serão impressas (neste livro você tem três etiquetas que pode cortar e prender ao seu pêndulo com um elástico). Escolha um lugar tranquilo, certificando-se de que não será interrompido durante o processo.

Para este exemplo, sugerimos imprimir três etiquetas. Gostaria de salientar que este exercício é apenas o mote para começar a sua maneira de imprimir etiquetas com o pêndulo hebreu. Espero que seja inspirador.

1. Cura dos medos

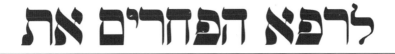

Figura 30 – Etiqueta para curar medos.

Imprimir esta etiqueta pode ajudar a pessoa a se livrar de medos que a impedem de viver sua vida plenamente. Essa é uma emoção altamente limitante para a felicidade, porque pode impedir a pessoa de lutar pelos seus sonhos e objetivos. Quando os medos se manifestam como bloqueios severos, eles afetam principalmente o terceiro e o quinto chakras.

2. Cura das preocupações

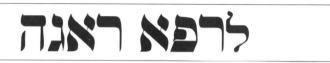

Figura 31 – Etiqueta para curar preocupações.

Preocupar-se é "pré-ocupar-se" com algo que você não sabe que vai acontecer. Significa não viver no presente porque há uma ânsia por um futuro que ainda não chegou. Quando esse futuro chega, outra "preocupação" costuma aparecer, e a pessoa deixa de viver, pois vive em um tempo hipotético e, pior, muitas vezes atrai, segundo a "Lei da Atração", os eventos mais temidos. Por isso, curar o sentimento constante de preocupação é fundamental para viver o aqui e agora. Este rótulo lida principalmente com o segundo e o terceiro chakras.

3. Cura da tristeza

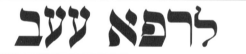

Figura 32 – Etiqueta para curar a tristeza.

A emoção da tristeza vem acompanhada de momentos de perda, separação ou abandono. À medida que ela toma conta da pessoa, há uma ruptura vibracional que precisa ser curada. A tristeza afeta principalmente o terceiro chakra.

Imprima essas etiquetas na palma da sua mão receptora, esteja você sentado ou em pé. Você também pode imprimir a etiqueta em seu chakra cardíaco ou em chakras específicos, caso esteja deitado.

Se optar por imprimir a etiqueta na mão, comece por colocar a etiqueta no pêndulo, com a face impressa (raiada) virada para baixo. Tenha o cuidado de colocar a etiqueta na posição certa para que ela possa ser lida corretamente. Segure o fio do pêndulo em sua mão diretora e abra sua mão receptora. Em seguida, dê ao pêndulo o comando para imprimir a etiqueta, pronunciando, por exemplo, as palavras: "Cure os medos". Quando o pêndulo começa a oscilar de um lado para o outro ou parar, significa que a impressão acabou.

Se optar por imprimir a etiqueta no chakra cardíaco, a etiqueta deve ser colocada da mesma maneira, e o lado de impressão (raiado) também deve estar para baixo. Para esse exercício, é importante escolher um lugar onde possa se deitar.

Segure o fio do pêndulo na mão principal e, em seguida, ordene que o pêndulo imprima a etiqueta, dizendo palavras como "Cure os medos". Quando o pêndulo começa a oscilar de um lado para o outro ou para, significa que a impressão acabou.

Esse exercício também pode ser realizado em outra pessoa, imprimindo a etiqueta no chakra cardíaco ou em chakras específicos, levando em consideração as especificidades da própria etiqueta. Também é preciso tomar cuidado para que ela seja colocada com a impressão virada para baixo.

Para realizar esse procedimento, é importante ter um local tranquilo onde a pessoa possa se deitar, de preferência em uma marquesa e de bruços.

Segure o fio do pêndulo com a mão principal e, em seguida, ordene ao pêndulo que imprima o rótulo no chakra cardíaco ou em chakras específicos, levando em conta as especificidades do rótulo, pronunciando, por exemplo, as palavras: "Curar os medos". Quando o pêndulo começar a oscilar de um lado para o outro ou parar, significa que a impressão acabou.

Este exercício de mudança vibracional requer tempo e disciplina, por isso deve ser repetido diariamente por pelo menos 21 dias com as mesmas etiquetas.

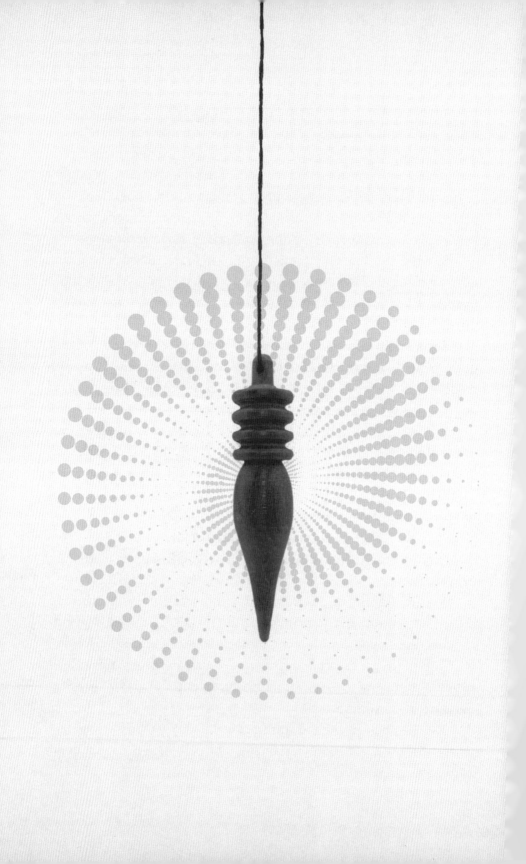

Mesa Radiônica

A mesa radiônica é uma ferramenta de diagnóstico e transformação de energia que se baseia no princípio da física quântica de que tudo no universo é feito de energia. Partindo dessa premissa, a terapia de mesa radiônica transforma com maestria a energia, utilizando um pêndulo que, através de seu movimento, emite ondas capazes de realizar transformações energéticas da própria mesa, chamada de mesa radiônica, com gráficos de radiestesia, geometria sagrada e energia própria, e ainda com o poder da palavra falada, com o poder da intenção e com a própria energia do praticante.

Acredito que a importância e popularidade dessa terapia, que soma testemunhos de transformações energéticas bem-sucedidas, nasce do coquetel energético que é criado através dos vários elementos.

Quando, há mais de doze anos, iniciei meus estudos de forma mais profunda sobre radiestesia e radiônica, foi com o propósito de encontrar uma ferramenta que efetivamente ajudasse meus clientes a transformar suas vidas de maneira positiva.

Na época, minhas consultas eram, em sua maioria, leituras de cartas de tarô e leituras da aura. Nessas sessões, conseguíamos encontrar as respostas que meus clientes procuravam e precisavam para tomar decisões, além de organizar suas vidas para viver seus sonhos. No entanto, às vezes essas mesmas pessoas sabiam que direção deveriam seguir, mas me diziam que não eram capazes e que não tinham forças para alcançar seus objetivos. Algo as bloqueava, mesmo que pudessem ser elas mesmas, dominadas por seus próprios pensamentos e emoções.

Então, comecei a sentir que havia um grande vale entre o desejo e a realização. Algumas dessas pessoas estavam perdidas nesse vale, e eu senti uma forte necessidade de ajudá-las a se encontrarem, para que pudessem viver a vida que sempre sonharam. Qualquer que fosse a razão pela qual estavam naquela fase da vida, havia a necessidade de limpar essa "névoa" para que pudessem novamente acreditar que era possível.

Plenamente consciente dessa necessidade, pedi aos meus guias espirituais que me enviassem a ferramenta certa para iniciar essa jornada de cura. Como todos os meus pedidos, esse também foi atendido, e eu rapidamente encontrei uma mesa radiônica. Treinei por um tempo, estudei e comecei a experimentar os resultados da mesa radiônica tanto em mim quanto nas pessoas ao meu redor. Os resultados foram surpreendentes; a mudança de energia tornou-se visível no bem-estar e materializou-se numa vida mais fluida, com menos obstáculos e mais próxima dos desejos de cada um.

Pouco tempo depois, recebi informações de meus guias espirituais de que estava chegando a hora de canalizar uma mesa radiônica. Lembro-me de que as primeiras imagens e o método de trabalho começaram a chegar enquanto eu dormia, em um sonho. A partir daí, as informações sobre essa primeira mesa radiônica, que chamei de Mesa Radiônica de Saint Germain e Arcanjo Miguel, vieram de várias formas ao longo de cerca de 1 ano.

Quando reuni todos os elementos dessa mesa radiônica, contratei um *designer* que morava nos arredores de Paris para materializá-la. Na época, essa pessoa estava passando por dificuldades na vida profissional. Pouco depois de me dar a mesa radiônica pronta, sua vida deu uma guinada de 360°, de tal forma que ele não tinha mais disponibilidade para projetar minhas próximas mesas radiônicas.

Essa pessoa conseguiu encontrar um emprego que lhe dera a estabilidade que desejava, constituiu família e parecia estar muito mais feliz. É claro que pode ter sido apenas uma coincidência, mas acredito que o Universo lhe deu um presente por trazer ao mundo uma ferramenta de luz capaz de transformar positivamente a vida de tanta gente.

Depois de canalizar essa mesa radiônica, mais duas se seguiram: a Mesa Radiônica Regressiva, específica para curar bloqueios de vidas passadas, e a Mesa Radiônica Crística, com objetivos semelhantes à Mesa Radiônica de Saint Germain e Arcanjo Miguel, mas com uma estrutura de trabalho mais profunda. A Mesa Radiônica Crística é a que utilizo com mais frequência, pois é a que consegue dar uma resposta efetiva a um maior número de situações, tendo, assim, um campo de aplicação mais amplo. O processo de transformação energética se dá a partir do interior de cada ser, transformando sua frequência, a fim de aumentar um maior potencial de autocura física, emocional, espiritual, autoconhecimento e de devolver poder pessoal a cada um.

Com a elevação vibracional, a energia densa e negativa não pode mais influenciar o campo astral de uma pessoa, simplesmente porque não há espaço energético para isso.

Quando surgiu a oportunidade de uma nova edição do livro *O poder do pêndulo*, recebi uma mensagem clara dos meus guias espirituais. Havia chegado a hora de canalizar uma nova mesa radiônica, dessa vez para todos os leitores deste livro. A necessidade de transformação energética em maior escala e a nível global fez deste trabalho o veículo perfeito para chegar agora até você.

Nas próximas páginas, vou compartilhar com você essa nova ferramenta de cura que agora está em suas mãos, simplesmente porque transformações profundas e necessárias estão chegando em sua vida. Um novo capítulo começará a ser escrito, e você, leitor, será o protagonista.

MESA RADIÔNICA DE EQUILÍBRIO ESPIRITUAL

Esta mesa radiônica tem como foco o desenvolvimento espiritual do ser humano, criando condições energéticas capazes de fazê-lo assumir o poder para a sua própria vida. Para isso, são identificadas as áreas mais frágeis, que são identificadas como pontos de desequilíbrio.

A partir desse diagnóstico, inicia-se o processo de transformação energética, baseado no trabalho de radiestesia realizado pelo pêndulo, nas ferramentas da geometria sagrada, nos Mestres Ascensos, e no poder da palavra e da intenção.

Em seguida, o leitor poderá fazer uma análise profunda de cada um dos componentes dessa mesa radiônica, que serão descritos a seguir.

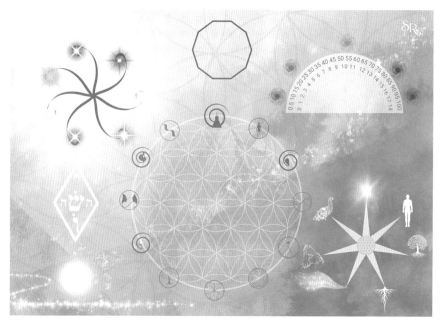

Figura 33 – Mesa Radiônica de Equilíbrio Espiritual.

COMPONENTES

Esta mesa radiônica tem o violeta, o branco e o dourado como cores de fundo. A cor violeta se conecta imediatamente com o raio violeta do Mestre Saint Germain, trazendo a característica de transmutação energética e elevação espiritual. A cor branca simboliza paz e purificação. O dourado simboliza proteção, conexão divina e prosperidade.

No centro da mesa radiônica está um importante símbolo da geometria sagrada, a flor da vida. Esse mesmo símbolo pode ser exibido no centro da estrela de sete pontas, no canto inferior direito, bem como impresso na parte inferior da mesa radiônica.

A flor da vida é um padrão energético composto por vários círculos uniformemente espaçados e sobrepostos que formam uma flor, com um padrão geométrico multiplicado por seis, como um hexágono, o que significa que seis círculos com o mesmo diâmetro se cruzam no centro de cada círculo. O centro de cada círculo pode criar seis novos círculos.

Esse símbolo de geometria sagrada é comparável à divisão celular, que lhe traz o significado da origem da vida, representando a criação de tudo o que existe no planeta Terra. No nível espiritual, sua estrutura emite vibrações de cura, harmonia, paz e proteção.

No canto inferior direito, há uma estrela de sete pontas que simboliza a integração e proteção espiritual, e torna invisível todo o trabalho realizado.

Em cada uma das pontas é possível notar um símbolo que se conecta com um dos pontos que devem estar em equilíbrio na vida de todos, como você pode ver a seguir:

 O eu e o amor-próprio

 Corpo físico

 Ancestralidade

 Implementação e materialização dos objetivos

Conexão com a espiritualidade

 Relacionamentos

 Abundância e prosperidade

A estrela de sete pontas tem a importante função de gráfico de radiestesia, com a finalidade de identificar, através do movimento do pêndulo, qual área da vida está em desequilíbrio e se há mais de uma.

No canto superior direito, você encontrará outro gráfico de radiestesia formado por meio círculo. Esse gráfico permitirá identificar e harmonizar, com o tratamento na mesa radiônica, os chakras que estão desequilibrados.

Além dessa importante função, o gráfico será capaz fornecer respostas na forma de quantidade. Na escala superior, números de 0 a 100 servem para medir percentagens. Na escala inferior, os números de 0 a 18 são destinados a respostas em formato numérico. Ainda nesse gráfico, você poderá fazer perguntas que dão origem a respostas *sim* ou *não*, embora não haja uma escala específica para isso, podendo utilizar a programação que fez para o seu pêndulo, como ensinado no "Programação" (página 50).

No centro da mesa radiônica (no topo), você pode ver um decágono. Este será o local onde você colocará o testemunho, caso o tratamento seja para outra pessoa que não o praticante. O testemunho pode ser uma fotografia ou um pedaço de papel com o nome completo e a data de nascimento.

No canto superior esquerdo, está uma estrela com sete esferas de luz, representando os sete raios dos Mestres Ascensos. A ancoragem dos Mestres à mesa radiônica faz dela um veículo de luz e de profunda conexão com essa energia. Uma breve descrição do propósito de cada raio está disponível a seguir.

Primeiro Raio – Raio Azul – Mestre El Morya

Mestre El Morya é o responsável por esse raio. Nele, o grupo de seres de luz tem a importante missão de assegurar a verdade, a integridade, a proteção divina do planeta, a libertação do medo, o fortalecimento e aprimoramento das almas e a proteção contra os perigos físicos e espirituais.

Segundo Raio – Raio Dourado – Mestre Confúcio

Mestre Confúcio é o responsável por esse raio. Nele, a missão principal é o ensino, a expansão da sabedoria e da iluminação, o desenvolvimento do raciocínio lógico e a libertação das limitações da mente. Ele estimula a tomada de decisões conscientes e reflexivas, e revela erros para que possam ser corrigidos.

Terceiro Raio – Raio Rosa – Mestre Rovena

Mestre Rovena é o responsável por esse raio. Sua missão principal é a expansão do amor divino e da compaixão, a transmutação do egoísmo, o crescimento do amor-próprio e o preenchimento da falta de autoestima e autoconfiança. Ele ajuda a superar vícios, depressões e comportamentos compulsivos.

A manifestação desse raio melhora as relações entre as pessoas, transformando a comunicação de forma positiva. Também cria oportunidades para construir novas amizades, baseadas em relacionamentos gratificantes ao longo da vida.

Quarto Raio – Raio Branco Cristalino – Mestre Serapis Bey

Mestre Serapis Bey é o responsável pelo quarto raio. Seu principal objetivo é ajudar a entender e realizar o propósito da vida. Ele traz clareza e ascensão espiritual, e tem a importante missão de colocar as pessoas certas no caminho para que o projeto de vida seja cumprido.

Quinto Raio – Raio Verde – Mestre Hilarion

Mestre Hilarion é o responsável por esse raio, cujo principal objetivo é criar condições energéticas capazes de trazer a cura divina para a Terra. Sua missão é também transformar automatismos, padrões de comportamento e pensamentos ruminantes que podem ser prejudiciais à saúde.

Sexto Raio – Raio Rubi Dourado – Mestra Nada

Mestra Nada é a responsável por esse raio, cujo principal objetivo é a resolução pacífica de problemas nas relações pessoais, sociais e profissionais. Ele ajuda a criar um ambiente harmonioso no qual a justiça prevaleça e onde existam condições para desenvolver a criatividade. É a energia do despertar e da luz divina.

Sétimo Raio – Raio Violeta – Mestre Saint Germain

Mestre Saint Germain é o responsável pelo sétimo raio. Sua missão principal é a dissolução do carma negativo, a alquimia e a transformação divina, a dissolução de memórias dolorosas e traços negativos da personalidade.

Abaixo da estrela dos Mestres Ascensos, está o símbolo de Josué. O principal objetivo desse símbolo é a proteção divina da mesa radiônica e de todos os exercícios de diagnóstico e de transformação de energia que são realizados nela.

No canto inferior esquerdo, há um círculo luminoso branco, que é onde o praticante colocará o dedo indicador, conectando-se à mesa radiônica e fazendo uma invocação, como será explicado no capítulo "Como fazer terapia na mesa radiônica de equilíbrio espiritual" (página 141).

No centro da mesa radiônica, sobre o perímetro da flor da vida, é possível encontrar doze ferramentas que serão ativadas por ordem, desde que o pêndulo esteja direcionado para cada uma delas. Para cada uma das ferramentas, há um decreto que será lido em voz alta três vezes, enquanto o pêndulo se move de forma circular e no sentido horário sobre o centro da mesa radiônica, acima da flor da vida.

ATIVAÇÃO DE FERRAMENTAS

A transformação de energia é realizada através da ativação das ferramentas que você pode encontrar no centro da mesa radiônica. Para ativá-las, você terá que repetir três vezes, em voz alta o decreto localizado na frente de cada uma delas. Nesse momento, é essencial estar focado em suas palavras e visualizar a luz branca sobre você ou sobre a pessoa para quem você está fazendo o tratamento.

Este símbolo tem o propósito de elevação espiritual.
Se o tratamento for para você, diga o seguinte:
Eu me reconecto com a força criativa e com os meus guias espirituais.
Estou aqui e agora para minha evolução espiritual.
Ativar, pulsar, pulsar, pulsar.

Se o tratamento for para outra pessoa, diga o seguinte:
Você se reconecta com a força criativa e com os seus guias espirituais.
Você está aqui e agora para sua evolução espiritual.
Ativar, pulsar, pulsar, pulsar.

Este símbolo visa liberar padrões, limitações e memórias passadas que o impedem de viver de acordo com a sua essência. Através da ativação desse símbolo, você assume seu poder pessoal em sua própria vida.
 Se o tratamento for para você, diga o seguinte:

*Eu me liberto de todos os laços e recupero o poder
sobre a minha própria vida. Eu sei quem eu sou.
Ativar, pulsar, pulsar, pulsar.*

Se o tratamento for para outra pessoa, diga o seguinte:
*Você se liberta de todos os laços e recupera o poder
sobre sua própria vida. Você sabe quem você é.
Ativar, pulsar, pulsar, pulsar.*

 A ativação deste símbolo tem como objetivo liberar comportamentos tóxicos que o impedem de evoluir espiritualmente.
 Se o tratamento for para você, diga o seguinte:

*Eu me liberto de qualquer egrégora de vitimização, agora ou no passado,
que me impeça de evoluir espiritualmente. Sou livre, livre, livre
e tenho total responsabilidade pela minha própria vida.
Ativar, pulsar, pulsar, pulsar.*

Se o tratamento for para outra pessoa, diga o seguinte:
*Você está livre de qualquer egrégora de vitimização, agora ou no passado,
que o(a) impeça de evoluir espiritualmente. Você é livre, livre, livre
e tem toda a responsabilidade pela sua própria vida.
Ativar, pulsar, pulsar, pulsar.*

Este símbolo vem trazer a mensagem de que o tratamento chegou ao fim. Uma vez que uma ou mais ferramentas para a transformação energética de algo tenham sido ativadas, ele anuncia que nada mais deve ser ativado para que o tratamento seja concluído. Ao ativar esse símbolo, o praticante entrega a conclusão do processo ao plano divino.

    Para fazer isso, diga três vezes em voz alta:

Entrego este tratamento ao desígnio divino e que tudo seja feito para o bem supremo de todos os envolvidos.
Assim seja e assim será. Grato(a), grato(a), grato(a).

    A chama trina é a chama que existe em nosso coração. Consiste em três chamas: a chama rosa representa o amor, a chama amarela representa a sabedoria e a chama azul representa o poder. O objetivo de ativar a chama trina é curar a ansiedade, os medos e libertar-se da necessidade de controle.

    Se o tratamento for para você, diga o seguinte:

Eu ativo minha chama trina e me reconecto com o poder do amor divino, da sabedoria divina e do poder divino. Ativar, pulsar, pulsar, pulsar.

    Se o tratamento for para outra pessoa, diga o seguinte:

Você ativa sua chama trina e se reconecta com o poder do amor divino, da sabedoria divina e do poder divino.
Ativar, pulsar, pulsar, pulsar.

Os chakras são nossos centros de energia. Eles funcionam como vórtices que permitem trocar energia com o mundo exterior. Cada um deles está relacionado a uma área da vida. Ao mesmo tempo, bloqueios energéticos nos chakras podem se manifestar negativamente no corpo físico. Este símbolo visa desbloquear e harmonizar esses centros de energia.

Se o tratamento for para você, diga o seguinte:

Eu desbloqueio e harmonizo todos os meus chakras.
Minha vida flui de acordo com meus desejos.
Ativar, pulsar, pulsar, pulsar.

Se o tratamento for para outra pessoa, diga o seguinte:

Você desbloqueia e harmoniza todos os seus chakras.
Sua vida flui de acordo com seus desejos. Ativar, pulsar, pulsar, pulsar.

Este símbolo representa a necessidade de conexão com um dos raios dos Mestres Ascensos. Para isso, vá para o canto superior esquerdo da sua mesa radiônica, onde você encontrará esse símbolo com os raios dos Mestres Ascensos. Em seguida, mantenha o pêndulo parado no centro da estrela e pergunte qual raio precisa ser ativado para o tratamento que você está realizando. O pêndulo se moverá para uma das cores, que será a cor do raio a ser ativado.

Se o tratamento é para você ou para outra pessoa, diga o seguinte:

Ative o raio (diga a cor do raio). Ativar, pulsar, pulsar, pulsar.

Este símbolo nos conecta à nossa ancestralidade, com o propósito de cura. Nascemos no seio de uma família com a missão clara de evoluir nosso espírito e, por isso, enfrentamos tantos desafios. A herança familiar pode ser tão enriquecedora quanto castradora, mas a verdade é que precisamos curar as relações familiares para evoluir.

Se o tratamento for para você, diga o seguinte:

Honro minha ancestralidade e crescemos juntos. Eu sou a luz que ilumina o caminho da evolução. Ativar, pulsar, pulsar, pulsar.

Se o tratamento for para outra pessoa, diga o seguinte:

Você honra sua ancestralidade e crescem juntos.
Você é a luz que ilumina o caminho da evolução.
Ativar, pulsar, pulsar, pulsar.

Este símbolo vem para trazer consciência sobre a prosperidade e a abundância. Pode haver bloqueios conscientes ou inconscientes que o impedem de viver uma vida plena.

Se o tratamento for para você, diga o seguinte:

Eu libero todos os bloqueios nas linhas de fluxo de abundância.
Ativar, pulsar, pulsar, pulsar.

Se o tratamento for para outra pessoa, diga o seguinte:

Você libera todos os bloqueios das linhas de fluxo de abundância.
Ativar, pulsar, pulsar, pulsar.

O objetivo deste símbolo é tornar as relações gratificantes, transformando relacionamentos tóxicos em saudáveis, sempre que possível.

Se o tratamento for para você, diga o seguinte:

Todos os relacionamentos que mantenho na minha vida são de amor, e eu me liberto de todos aqueles que não estão alinhados com o meu bem maior. Ativar, pulsar, pulsar, pulsar.

Se o tratamento for para outra pessoa, diga o seguinte:

Todos os relacionamentos que você mantém em sua vida são de amor, e você se liberta de todos aqueles que não estão alinhados com o seu bem maior. Ativar, pulsar, pulsar, pulsar.

Este símbolo destina-se a libertar as expectativas que outras pessoas criam sobre alguém. Às vezes, essas expectativas tendem a criar um desvio no verdadeiro propósito da pessoa, do que está de acordo com a essência dela.

Se o tratamento for para você, diga o seguinte:

Eu me liberto de todas as expectativas que foram criadas ou são criadas sobre mim e me reconecto com a minha luz. Ativar, pulsar, pulsar, pulsar.

Se o tratamento for para outra pessoa, diga o seguinte:

Você se liberta de todas as expectativas que foram criadas ou são criadas sobre você e se reconecta com a sua luz. Ativar, pulsar, pulsar, pulsar.

Há traumas, pactos e padrões de comportamento já cristalizados que trazem um forte impedimento para viver plenamente. O objetivo deste símbolo é liberar esses comportamentos castradores para que você possa viver plenamente o seu propósito de vida.

Se o tratamento for para você, diga o seguinte:

Eu me liberto de traumas, pactos e padrões cristalizados. Eu me reconecto com a minha centelha divina. Ativar, pulsar, pulsar, pulsar.

Se o tratamento for para outra pessoa, diga o seguinte:

Você se liberta de traumas, pactos e padrões cristalizados. Você se reconecta com a sua centelha divina. Ativar, pulsar, pulsar, pulsar.

COMO FAZER TERAPIA NA MESA RADIÔNICA DE EQUILÍBRIO ESPIRITUAL?

Agora que você conhece a fundo a estrutura, a energia e o alcance de aplicação da sua mesa radiônica, chegou a hora de colocar a teoria em prática e criar magia na sua vida e na de quem vai se beneficiar dessa terapia. Para fazer isso, execute as seguintes etapas:

1. Se a terapia for para outra pessoa, você deve começar colocando no decágono o testemunho que irá identificá-la. Pode ser uma fotografia ou um pedaço de papel com seu nome completo e a data de nascimento. A pessoa deve consentir essa terapia.

    Se for para você, prossiga imediatamente para o passo número dois.

2. Coloque o dedo indicador da mão não diretora (esquerda para destros e direita para canhotos) no círculo branco localizado no canto inferior esquerdo da sua mesa radiônica.

3. Com a mão diretora, segure o fio do pêndulo no centro da mesa radiônica, enquanto diz em voz alta a seguinte invocação:

    (Se a terapia for para uma pessoa que não seja você)

A partir deste momento, minha consciência se conecta com a consciência coletiva que se conecta com a consciência divina, com os Mestres Ascensos, Arcanjos, os Anjos e meus guias espirituais.

Que esta terapia que você empreende seja para a evolução espiritual de (nome completo da pessoa) e para o bem superior de todos os envolvidos. Assim seja e assim será.

(Se a terapia for para você, use a invocação a seguir)

A partir deste momento, minha consciência se conecta com a consciência coletiva que se conecta com a consciência divina, com os Mestres Ascensos, Arcanjos, Anjos e meus guias espirituais.

Que essa terapia que vou realizar seja para a minha evolução espiritual e para o bem supremo de todos os envolvidos. Assim seja e assim será.

Ao final da invocação, espere o pêndulo indicar *sim* ou *bom*. Você terá direito a continuar com o tratamento do ponto 4 se a resposta que surgir for afirmativa.

Se o pêndulo indicar *não* ou *mau*, você deve parar e tentar a terapia novamente mais tarde. Por alguma razão, as condições energéticas ideais não estão reunidas para continuar com o tratamento.

Após esse procedimento, você pode remover o dedo do círculo no canto inferior esquerdo.

4. Você já pode começar fazendo vários diagnósticos na mesa radiônica. A seguir estão listadas algumas sugestões, mas você pode criar sua própria estrutura de trabalho com a mesa radiônica.

No relógio de radiestesia (canto superior direito), você pode perguntar, mantendo o pêndulo parado no centro do semicírculo e esperando uma resposta:

- Que porcentagem de vitalidade você tem neste momento? (Verifique o movimento do pêndulo na escala percentual).
- Que porcentagem de vitalidade você deveria ter neste momento? (Verifique o movimento do pêndulo na escala percentual).
- Como você está energeticamente neste momento? (Verifique o movimento do pêndulo na escala percentual).
- Como você deveria estar energeticamente no momento presente? (Verifique o movimento do pêndulo na escala percentual).
- Como está a casa localizada em (citar endereço) energeticamente? (Verifique o movimento do pêndulo na escala percentual).
- Como a casa deveria estar energeticamente localizada em (citar endereço)? (Verifique o movimento do pêndulo na escala percentual).
- Quão energicamente aberto você está para ter um relacionamento amoroso? (Verifique o movimento do pêndulo na escala percentual).
- Quão aberto você deveria estar energeticamente para ter um relacionamento amoroso, se esse é o objetivo? (Verifique o movimento do pêndulo na escala percentual).

As duas últimas questões anteriores despertam alguma curiosidade, uma vez que muitas pessoas dizem querer uma relação amorosa, mas inconscientemente, os obstáculos que criam impedem-nas de criar as condições energéticas para tal.

- Quantos chakras estão bloqueados? (Verifique o movimento do pêndulo na escala de números de 1 a 18).
- Quais chakras estão bloqueados? (Verifique o movimento do pêndulo nos vórtices coloridos dos chakras).

Essas e outras perguntas que você considera pertinentes podem ser feitas neste gráfico de radiestesia. Não se esqueça de anotar todos os resultados, para que possa fazer os ajustes energéticos no centro da mesa radiônica.

Há ainda outro gráfico no canto inferior direito da mesa radiônica, a estrela de sete pontas, que indicará as áreas que estão deficitárias. Para isso, coloque o pêndulo no centro da estrela, acima da flor da vida e, naturalmente, segure o fio do pêndulo. Pergunte mentalmente quais áreas da sua vida, ou da pessoa com quem você está lidando, estão desequilibradas. Espere o pêndulo balançar. Quando ele parar no centro da estrela, significa que não há mais áreas em desequilíbrio.

Lembre-se de que as áreas são as seguintes:

 O eu e o amor-próprio

 Corpo físico

 Ancestralidade

 Implementação e materialização dos objetivos

 Conexão com a espiritualidade

 Relacionamentos

 Abundância e prosperidade

Anote todos os resultados para que você esteja preparado para os ajustes de energia necessários que se seguem.

Exemplo 1

Depois de ter os vários diagnósticos, a terapia de transformação de energia começará em seguida. Você também pode criar transformações energéticas que não se originam de diagnósticos anteriores.

Para cada transformação de energia que fizer, você deve sempre pedir permissão com o pêndulo. Para fazer isso, leve o pêndulo para o centro da mesa radiônica, segure-o pelo fio e mantenha-o imóvel enquanto você pergunta, por exemplo: "É divino harmonizar e trazer paz à relação entre Maria e João?"

Se a resposta for sim, o pêndulo oscilará de acordo com o movimento do sim ou bom. Se a resposta for não, o pêndulo oscilará de acordo com o movimento de não ou mau. Nesse caso, passe para a próxima pergunta, pois, por algum motivo, não são dadas as condições energéticas ideais para que o tratamento seja realizado para o bem maior de todos os envolvidos.

Com uma resposta afirmativa, pergunte ao pêndulo, mantendo-o no centro da flor da vida, no meio da mesa radiônica: "Qual ferramenta devo ativar para harmonizar e trazer paz para a relação entre Maria e João?"

O pêndulo balançará em direção a uma das ferramentas que ficam no perímetro da flor da vida. Após identificá-la, você deve dizer o decreto em voz alta três vezes, enquanto balança o pêndulo no sentido horário. Vale lembrar que a lista de decretos está no "Ativação de ferramentas" (página 135).

Nesse caso, o texto dos decretos deve ser adaptado para incluir os dois nomes. Outra questão importante, quando o tratamento envolve os nomes de duas pessoas, é que apenas o testemunho da pessoa para quem estamos fazendo a maioria dos tratamentos deve ser colocado no decágono. A segunda pessoa envolvida significa apenas uma das partes de sua vida, logo, não é apropriado colocar mais de um testemunho dentro do decágono.

Depois de ativar a ferramenta, pergunte ao pêndulo qual ferramenta deve ser ativada para harmonizar e trazer paz à relação entre Maria e João. Continue a ativar as várias ferramentas indicadas pelo pêndulo até que ele se direcione para este símbolo:

A partir de agora, basta dizer o decreto associado três vezes, e esse exercício está feito. Em seguida, você pode passar para o próximo ajuste de energia.

* * *

Com a continuação dos exemplos que serão dados, note que há sempre uma parte semelhante entre os tratamentos: todos eles começam com o pêndulo no centro da mesa radiônica. Você deve estar segurando o fio do pêndulo. O pêndulo deve parar enquanto você faz uma pergunta em voz alta, e essa pergunta sempre começa com: "É divino...?"

No exemplo a seguir, você verá o procedimento adotado para uma resposta obtida por meio de diagnóstico no gráfico de radiestesia, localizado no canto inferior direito.

Exemplo 2

Supondo que, para Maria, a ancestralidade havia sido identificada como um ponto de desequilíbrio, a pergunta seria: "É divino equilibrar a conexão entre Maria e sua ancestralidade?"

O procedimento a adotar mantém-se o mesmo. Depois de obter o *sim* ou o *bom* através do movimento do pêndulo, você deve simplesmente perguntar qual ferramenta deve usar para equilibrar a conexão entre Maria e sua ancestralidade. Todas as ferramentas serão ativadas até que o pêndulo oscile em direção ao símbolo do infinito. Nesse momento, o exercício está completo, e você só precisa dizer o decreto associado a esse símbolo três vezes.

Para equilibrar os outros pontos revelados pela estrela de sete pontas, você precisa perguntar:

+ É divino equilibrar o Eu e o amor próprio?
+ É divino equilibrar o corpo físico?
+ É divino equilibrar o potencial para materializar e atingir objetivos?
+ É divino equilibrar o potencial de conexão com a espiritualidade?
+ É divino equilibrar o potencial para criar e manter relacionamentos saudáveis?
+ É divino equilibrar o potencial de criar abundância e prosperidade?

Note que a pergunta relacionada à ancestralidade foi dada no exemplo apresentado. Os demais ajustes energéticos necessários, que têm origem nas respostas do gráfico de radiestesia, podem ser feitos por intermédio das seguintes perguntas que serão dadas como exemplos, para facilitar o trabalho na tabela radiônica:

+ É divino aumentar a energia de 75% para 95%? (Supondo que no diagnóstico feito, a energia inicial estava em 75%, mas deveria estar em 95%.)
+ É divino desbloquear o chakra do plexo solar? (Se, no diagnóstico, este foi um dos chakras bloqueados.)

Esses e outros ajustes podem ser feitos, dentro do bem superior de todos os envolvidos e respeitando o livre-arbítrio de cada um.

1. A terapia de mesa radiônica termina quando o terapeuta entende que não devem ser feitos mais ajustes energéticos. Cada procedimento sempre termina com o símbolo do infinito. Não aconselho tratamentos que durem mais de uma hora, pois isso pode levar à desnutrição energética no terapeuta.

2. Ao final da terapia, agradeça aos Mestres Ascensos, Arcanjos, Anjos e seus guias espirituais. Também realize a proteção na Merkabah de Luz, proposta neste livro no capítulo "Proteção na Merkabah de Luz" (página 153).

3. Saiba que a transformação da energia nem sempre é imediata, já que todo o processo energético evolui ao longo de 21 dias. Por esse motivo, não é aconselhável realizar um tratamento em um período menor de tempo.

Considerações finais

A mesa radiônica é uma poderosa ferramenta para transformação de energia e deve ser usada com responsabilidade. Todos os pedidos devem ser feitos para o bem supremo de todos os envolvidos e não devem interferir com o livre-arbítrio de terceiros, pois é uma ferramenta de evolução espiritual.

Se você não se sente bem energeticamente, se sente emoções negativas como tristeza, medo, raiva, angústia ou outras, ou se está doente, faça essa terapia apenas para você. Não faça para outras pessoas.

Após a realização da terapia de mesa radiônica, as pessoas mais sensíveis costumam se sentir mais leves, com uma sensação de paz e equilíbrio. Ao mesmo tempo, elas poderão ver mais eventos positivos em suas vidas, porque a frequência da sua energia aumentou.

Em alguns casos, como acontece com outras terapias energéticas, elas podem ter alguns efeitos físicos que tendem a passar em poucos dias. Esses efeitos são consequência dos ajustes energéticos e do tempo necessário para que eles aconteçam.

A mesa radiônica por si só não é o instrumento ideal para realizar a adivinhação, pois sua principal finalidade é a transformação da energia. No entanto, não só nos gráficos de radiestesia, mas também com as ferramentas que são ativadas, conseguimos identificar os bloqueios que estavam na origem desse desequilíbrio, simplesmente porque é necessário ativar uma ou várias ferramentas para reequilibrar esse ponto. Essas informações podem ser repassadas à pessoa que se beneficia da terapia para que ela se conscientize do que a levou ao estado em que se encontra no momento.

Esta mesa radiônica é um presente do plano divino para você. Use-a para criar magia positiva e alcançar a vida dos seus sonhos. Se você a utilizar para espalhar luz ao seu redor, todos nós nos beneficiaremos de um mundo melhor. Além disso, gravei uma aula exclusiva explicando como utilizar a mesa radiônica da melhor maneira possível. Abaixo, você encontrará um QR Code com dois bônus incríveis. Um deles levará você para a aula e o outro conterá anexos e gráficos para complementar a experiência de leitura do livro. Conto com você para esta obra de luz. Gratidão!

https://editoraalfabeto.com.br/poder-do-pendulo/

Biômetro de Bovis

O Biômetro de Bovis é uma escala criada por um físico francês chamado Alfred Bovis. É um gráfico de radiestesia com o potencial de identificar facilmente o nível de energia de uma pessoa, um animal, um alimento, um lugar ou uma matéria. Ao identificar esse nível de energia, é possível perguntar sobre o estado saudável ou não do que está sendo avaliado.

A escala é medida em UB, ou seja, Unidades de Bovis. Estabeleceu-se que a partir de 6.500 UB há um estado saudável; abaixo desse valor, o estado é de doença. Quanto mais acima de 6.500 UB, mais saudável é o estado do que está sendo avaliado, assim como o contrário também é verdadeiro.

Segundo Porqueras (2017), acima de 9.000 UB, o nível favorece o desenvolvimento mental e intelectual, o desenvolvimento de ideias e a materialização de projetos.

No Biômtero de Bovis, há um local específico para colocar um testemunho que identifique o que será avaliado. Se for uma pessoa, pode ser o nome completo com data de nascimento ou uma fotografia. Se for alimento, este pode ser colocado diretamente lá. Se for um imóvel, basta colocar o endereço do imóvel.

Nesta obra, você tem uma escala igual à da figura a seguir, mas no tamanho ideal para ser utilizada em seus experimentos.

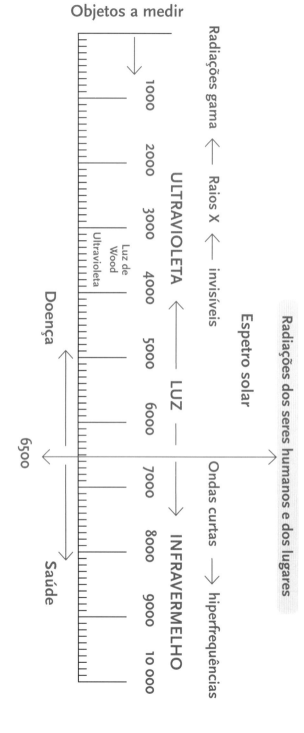

Proteção na Merkabah de Luz

*A*credito que a proteção espiritual acontece quando vibracionalmente cada pessoa cria as condições para isso; então, temos que cuidar da nossa luz interior. O exercício que proponho aponta para um rápido aumento vibracional através da radiestesia.

Visualize-se no centro da Merkabah (você pode fechar os olhos para facilitar a concentração), coloque o pêndulo girando sobre ela e decrete enquanto visualiza um cone de luz subindo acima dele: "Que um cone de luz dourada se eleve, me proteja e transmute toda e qualquer energia em amor incondicional".

Quando o pêndulo parar de girar ou fizer um movimento vertical ou horizontal, direcione-o para o vértice abaixo do octaedro e proceda da mesma forma que indicamos anteriormente.

Continue ao longo dos vértices seguintes no sentido anti-horário e termine novamente no centro para fazer o oitavo vértice, visualizando o oitavo cone crescendo de seus pés em direção ao centro da Terra.

A figura a seguir tem como objetivo esclarecer possíveis dúvidas sobre a ordem. Nesta obra, você dispõe de uma Merkabah, para que possa realizar o exercício.

154 | O Poder do Pêndulo

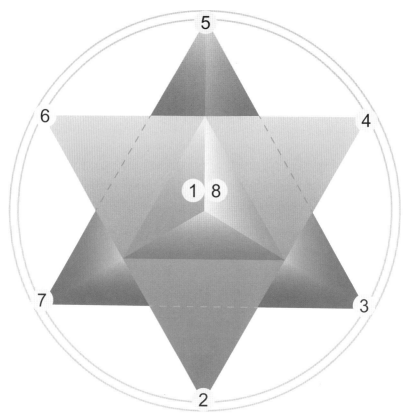

Figura 35 – Merkabah de proteção espiritual.

Bibliografia

ARBÔ, *Radiestesia Médica – Fácil y Práctica*, Ediciones Karma, 2009.

BAHIA, TIBÉRIO, *Livro dos Pêndulos*, Anjo Dourado, 2009.

BELIZAL & MOREL, *Physique micro-vibratoire et forces invisibles*, Desforges Éditeur, 1965.

BONEWITZ & WERNER-BONDS, *Como usar o pêndulo para radiestesia e divinação*, Nascente, 2016.

BROWN, ELISABETH, *Dowsing – The Ultimate Guide for the 21st Century*, Hay House, 2010.

CARADEAU, JEAN-LUC, *Le Pendule des Bâtisseurs*, Editions Trajectoire, 1999.

CARADEAU, JEAN-LUC, *Manuel pratique d'utilisation du Pendule Égyptien*, Editions Trajectoire, 1995.

CHEVREUL, E., *De la Baguette divinatoire du pendule dit explorateur et des tables tournantes au point de vue de l'histoire, de la critique et de la méthode experimentale*, Hardpress, 2017.

CHURIÓN, ROSENDO, *Técnicas de poder mental – Através de la radiestesia*, Amazon, (sem ano).

GRENET, GÉRARD, *Ma bible du pendule*, Éditions Leduc, 2023.

GIESSING, WERNER, *El Pendulo – Técnicas sensilas y eficazes de radiestesia*, Ediciones Obelisco, 2014.

GRENIER, MICHEL, *La Radionique*, Edicions Grancher, 2014.

HICKS, JERRY, ESTHER, *O Vórtice – Como criamos e atraímos todas as relações pessoais*, Estrelapolar, 2009.

HICKS, JERRY, ESTHER, *Pedir e Receber – Aprenda a aumentar o seu poder de atração*, 4. ed., Estrelapolar, 2005.

HUNTER, Erich, *How to Heal with a Pendulum*, author edition, 2015.

HUNTER, Erich, *Maestro de Pendulo*, Ozni Kenney, 2017.

HUNTER, Erich, *Sanación con Péndulos*, Createspace Independent Pub, 2015.

LUNDY, Miranda, *Sacred Geometry*, Bloomsbury, 2001.

MITNIK, Alejandra, *Manual del Pendulo Hebreo*, Ediciones Obelisco, 2017.

NESTIMAR, *Manual del Pendulo Hebreo*, 2017.

PERRINI, Maryann, *How to unblock animal chakras*, 2018.

PORQUERAS, Jésús, *El libro del Péndulo Hebreo*, Editorial Flores Blancas, 2017.

RITO, Sofia, *Espiritualidade para Todos*, 2. ed., Editora Nascente, 2017.

RITO, Sofia, *Abraça a tua Magia*, 2. ed., Editora Farol, 2022.

RODRIGUES, António, *Os novos gráficos de radiestesia*, 6. ed., Alfabeto, 2014.

ROMAN, Sanaya e Duane Packer, *Creating Money — Attracting abundance*, H J Kramer Inc., 2007.

SCHIRNER, Markus, *El gran libro del péndulo*, 8. ed., Ediciones Obelisco, 2016.

STEIN, Diane, *Pendulums and the light – Communication with Goddess*, Crossing Press, 2004.

TESSIER, Jean, *Manuel Complet du Pendule*, Editions Cristal, 2012.

The original Cameron Aurameter, texto consultado em 18 de dezembro de 2018, Disponível em: https://www.aurameter.com

VARGAS, Jessica, *Pendulum Magic for beginners.* Author Edition, 2022.

WEBSTAR, Richard, *La Magia del Pendulo para Principiantes*, Ediciones Obelisco, 2006.

Sugestões de leitura

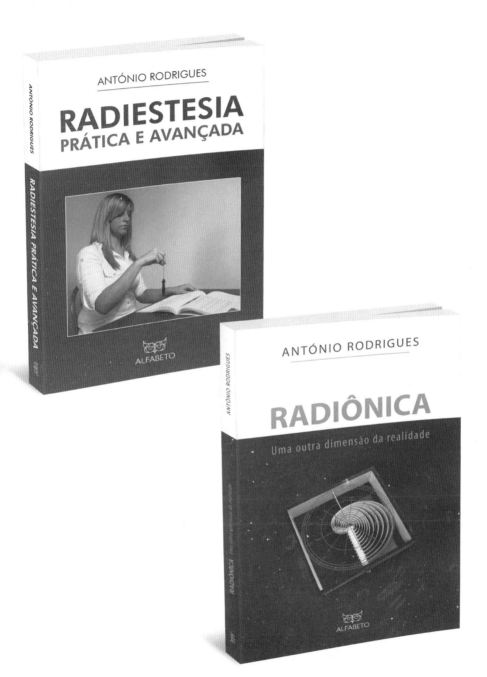

Sugestões de leitura

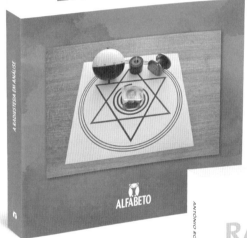
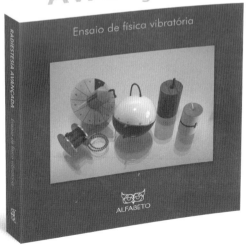

Sugestões de leitura

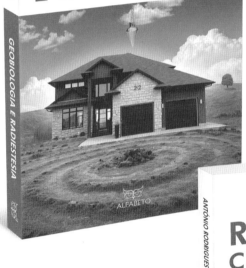

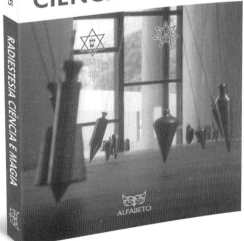

Sugestões de leitura

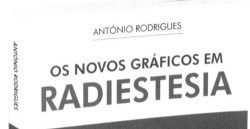
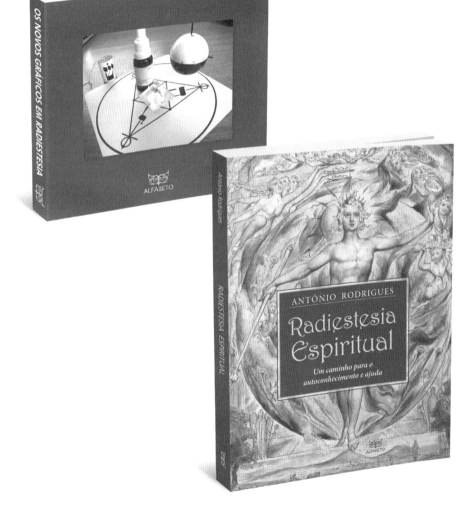